AF138776

Gerhard Müller

Kostbares „Unkraut"

Wildkräuter-Delikatessen und Grüne Smoothies vom Wegesrand

mit Fotografien von Michael Ottenbreit

Danksagung

*Für die freundliche Unterstützung danke ich
Michael Ottenbreit, Ingrid Federer, Monika Fritz
und Edith-Johanna Schumann.*

Wichtiger Hinweis

Die in diesem Buch veröffentlichten Angaben wurden mit größter Sorgfalt erarbeitet und die Rezepte vom Autor selber ausprobiert. Jedoch kann weder der Autor noch der Verlag für eventuelle Schäden, die aus den im Buch enthaltenen Hinweisen resultieren, haften.

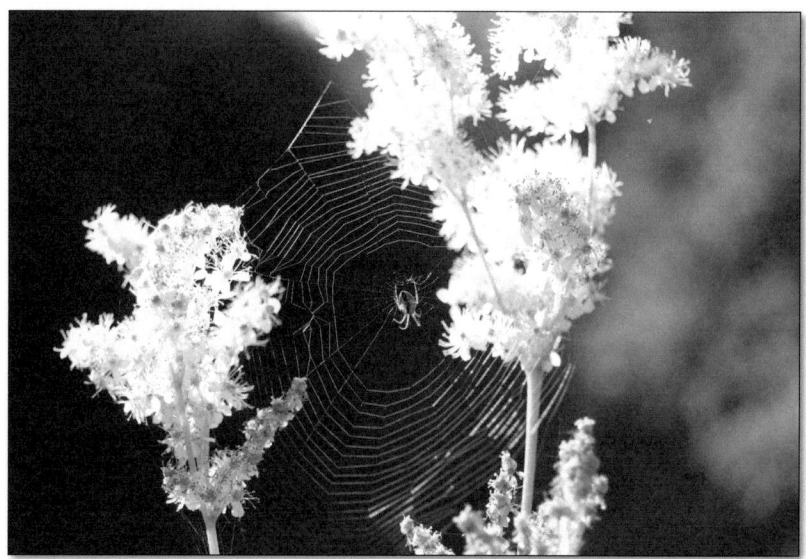

Eine Spinne webt ihr Netz zwischen den Blüten des Mädesüß

Alle Rechte vorbehalten
Copyright 2010 – 2017 Gerhard Müller
Layout & Fotos © 2009-2017
Michael Ottenbreit – www.m-ottenbreit.de

Vierte Auflage 2017
Herstellung und Verlag: BoD – Books on Demand, Norderstedt
ISBN: 978-3-7322-5371-5

Inhalt

Vorwort

Seit meiner frühesten Kindheit liebe ich die Natur, und ein Leben ohne den täglichen Kontakt mit den Naturelementen ist für mich unvorstellbar. Noch bevor ich richtig schreiben und lesen konnte, hatte ich einen eigenen kleinen Garten, in dem ich vor allem meine geliebten Erdbeeren erntete und genüsslich verspeiste. Ehrlich gesagt fühlte ich mich im Garten oder auf einer Blumenwiese immer schon wohler als in der Schule. Während meine Kameraden auf dem Fußballfeld „bolzten", beschäftigte ich mich mit den vielen Wundern der Natur. Die Natur war und ist bis heute meine größte Lehrmeisterin.

Mit den Jahren wurde auch der Garten immer größer und arbeitsintensiver. Zeitweise kultivierte ich mit der Familie, auf einem halben Hektar Land, Obst und Gemüse aus biologischem Anbau, welches mein Schwager in seinem Bioladen verkaufte. Später entdeckte ich meine Leidenschaft zur altchinesischen Heilgymnastik Qi Gong. Die nun folgende, zeitaufwändige Ausbildung zum Qi Gong Lehrer wirkte sich natürlich ungünstig auf die Gartenarbeit aus. Als ich nach einem zweiwöchigen Ausbildungsblock den Garten betrachtete, war das ein schockierender Anblick. Das „Unkraut" war auch ohne mein Zutun prächtig gewachsen, während die gesäten Möhren von der Natur verschlungen waren. Nachdem ich mir das „Unkraut" einmal näher angesehen hatte, beschloss ich, das zu verzehren, was hier in diesem Boden am besten und ohne jede Hilfe gedeiht: die Wildkräuter.

Dieses Erlebnis war der Beginn einer tiefen Freundschaft zu den schmackhaften heimischen Kräutern. Das, was wir oftmals abwertend als „Unkraut" bezeichnen, ist häufig eine Delikatesse, welche vor jeder Haustüre gedeiht und das auch noch kostenlos. Einen Garten pflege ich schon lange nicht mehr, denn der Tisch von Mutter Natur ist reich gedeckt. Ich muss nicht säen, „Unkraut" jäten und gießen, nur die beste von allen Tätigkeiten bleibt noch übrig: das freudvolle Ernten der Schätze.

Heute leite ich, jeweils von Frühjahr bis zum Herbst des Jahres, Wildkräuterwanderungen mit Kochworkshops, bei denen mich meine Frau mit Begeisterung unterstützt. Mit diesem Buch folge ich dem Wunsch zahlreicher Teilnehmenden, mein Wissen in Form eines Buches mit anderen Menschen zu teilen. Dabei war es nicht meine Absicht, ein wissenschaftliches Werk zu verfassen, denn damit haben sich schon genügend andere Autoren abgemüht. Auch wollte ich nicht möglichst viele Pflanzen beschreiben, da ich die Ansicht vertrete, dass sieben bis acht Heilpflanzen genügen, um unsere Gesundheit zu erhalten, zu heilen und den Speiseplan zu bereichern. Ich empfehle Ihnen das, was auch vor Ihrer Haustüre gedeiht und verzichte absichtlich auf seltene „Exoten". Es wäre nutzlos, Wildpflanzen anzupreisen, welche Sie nur in einer Vollmondnacht, barfuß, im tiefsten Hunsrück ernten könnten.

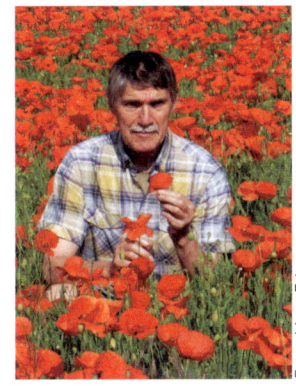

Gerhard Müller

Foto: Vera Fritz

Lassen auch Sie sich begeistern, lernen Sie unsere grünen Köstlichkeiten am Wegesrand kennen und dies nicht, indem Sie die Inhaltsstoffe auswendig lernen, sondern indem Sie die Kräuter begreifen, anfassen, riechen, schmecken, anschauen, erspüren, kurz, mit allen Sinnen erfahren und lieben lernen.

„Wie viele Freuden werden zertreten, weil die Menschen meist nur in die Höhe gucken, und was zu ihren Füßen liegt, nicht achten."

Frau Rat Goethe

Einleitung

Mutter Natur bittet zu Tisch

Noch vor wenigen Jahren hat man sie geringschätzig als „Unkraut" abgetan, doch in Zeiten genmanipulierter Tomaten und bestrahlter Gewürze besinnen sich wieder viele auf unverfälschte, wildwachsende Heilkräuter und Wildgemüse. Das Angebot am Wegesrand ist sehr vielfältig, gesund und mittlerweile eine hochbegehrte Delikatesse. Wildpflanzen sind stark und eine große Energiequelle, denn sie gedeihen unmittelbar an den Standorten, die ihren Bedürfnissen entsprechen. Wildkräuter und Wildgemüse sind bekömmlicher als ihre mit Agrarchemie aufgepäppelten Verwandten aus dem Supermarkt; und gesund und wohlschmeckend sind sie auch noch.

Von den 12.000 Pflanzenarten, die in Mitteleuropa gedeihen, wurden von unseren Vorfahren rund 1.000 verzehrt. Heute beschränken wir uns jedoch lediglich auf die Kultivierung und den Verzehr von ca. 50 Arten. Unser Speiseangebot an heimischen Produkten ist erschreckend geschrumpft. Zudem hat das, was auf unseren Tischen landet, nur noch wenig mit der „wilden Verwandtschaft" zu tun, da unsere kultivierten Pflanzen in der Regel weniger der wichtigen bioaktiven Inhaltsstoffe enthalten. Bioaktive Stoffe zeichnen sich dadurch aus, dass sie ein großes Elektronenpotenzial aufweisen, welches wir für ein gutes Immunsystem, unser Wachstum und die Zellerneuerung benötigen. Das, was wir heute als „Unkräuter" bezeichnen, sind genau die Lebensmittel, an die sich der menschliche Körper seit Jahrtausenden gewöhnt hat. Ernährungswissenschaftler haben bereits mehrere Tausend unterschiedliche Inhaltsstoffe in Wildpflanzen entdeckt und jährlich werden noch weitere aufgespürt. Wichtig für unsere Ernährung sind aber nicht die Analysewerte, sondern das, was für die Wissenschaft bisher unsichtbar ist: die Lebenskraft der Pflanze in ihrer Ganzheit.

Die Natur bietet im Rhythmus der Jahreszeiten von Woche zu Woche ein verändertes Angebot und das kostenlos. Indem wir das verzehren, was vor unserer Haustüre gedeiht und was die Natur im Einklang mit der Jahreszeit hervorbringt, nehmen wir eine heilsame, harmonische Schwingung auf.

Mittels Agrarchemie aufgepäppelte sowie genmanipulierte Waren vermitteln unserem Organismus dagegen bioenergetische Missinformationen. Wildkräuter haben sich in der Natur den Platz zum Wachsen selber gewählt und gedeihen so unter den optimalsten Bedingungen. Wildpflanzen weisen bei Weitem die meiste Lebenskraft auf. Keine noch so schön aussehende Industrieware kommt auch nur annähernd an den Wert der natürlich gewachsenen Wildgemüse heran.

„Wenn du für eine Stunde glücklich sein willst, betrinke dich.
Willst du drei Tage glücklich sein, dann heirate.
Wenn du aber für immer glücklich sein willst, werde Gärtner."

Altes chinesisches Sprichwort

Von der Antike bis zur modernen Pflanzenheilkunde (Phytotherapie)

Seit Jahrtausenden wird überall auf der Welt das Wissen um die Kraft der Pflanzen und Kräuter von einer Generation zur nächsten weitergegeben, und zahlreiche Schriften aus den alten Hochkulturen belegen die Verwendung. China ist das Land mit der längsten dokumentierten kräuterkundlichen Tradition. Als der legendäre Kaiser Shen Nung 2698 v. Chr. starb, hinterließ er einen Kräuterkanon, der 252 Pflanzen beschrieb. Hierin erteilte er Ratschläge über die Anwendung und Konservierung, welche heute noch in Gebrauch sind. Vor allem den Griechen Dioskurides und Galen ist es zu verdanken, dass die antike europäische Pflanzenheilkunde der Nachwelt erhalten blieb. Die Klöster des Mittelalters bewahrten und pflegten das schriftliche Wissen über Jahrhunderte weiter. Eine Wende in der Heilkunst setzte erst zu Beginn des 20. Jahrhundert mit der Entwicklung chemischer Präparate ein. Was seit Menschengedenken gut und heilkräftig war, sollte nun von synthetisch hergestellten Arzneimitteln abgelöst werden. Die Pflanzenheilkunde spielte fortan in der westlichen Welt nur noch eine Nebenrolle. Bei Naturvölkern sowie Vertretern der Naturheilkunde blieb das traditionelle Wissen um die heilenden Pflanzen jedoch nach wie vor erhalten.

Ich staune immer wieder, mit welch sicherem Instinkt unsere Vorfahren sehr wirksame Pflanzen gegen die verschiedensten Krankheiten entdeckten. Ihnen war bekannt, dass das Heilkraut nur als Ganzes die beste Heilwirkung aufweist. In einer einzigen Pflanze sind meist viele verschiedene heilkräftige Substanzen erhalten und noch heute findet die Wissenschaft immer wieder neue Wirkstoffe. Werden jedoch auf chemischem Wege nur einzelne Wirkstoffe herausgelöst und diese dann hoch dosiert verabreicht, ist die Wirkung eine ganz andere.

Ein steigendes Gesundheitsbewusstsein hat der Pflanzenheilkunde inzwischen zu neuer Blüte und einem neuen Namen – Phytotherapie (griechisch Phyto = Pflanze) – verholfen. Die moderne Phytotherapie hat keineswegs die antiken Überlieferungen kritiklos übernommen, sondern mit neuesten wissenschaftlichen Untersuchungen untermauert. Da chemische Medikamente oftmals unangenehme Nebenwirkungen zeigen, ist ein stetiger Trend zu pflanzlichen Produkten aus der Apotheke Gottes zu verzeichnen. Immerhin entstammt auch in Industriestaaten die Hälfte aller verwendeten Präparate aus pflanzlichen Quellen. Für viele Menschen ist es heute selbstverständlich, kleinere Alltagsbeschwerden zuerst einmal mit Heilkräutern zu lindern. Der Glaube, dass Pflanzenmittel generell unschädlich sind, ist jedoch ein Irrtum, der vor allem bei Laien weit verbreitet ist. Häufig wird vergessen, dass in der Medizin alles eine Frage der Dosierung ist. Auch der Gebrauch über einen zu langen Zeitraum kann unangenehme Folgen nach sich ziehen. Richtig genutzt, ist die Verwendung von Heilpflanzen jedoch risikoarm.

Sammeln und Erkennen

Zwei wichtige Grundsätze

Erster Grundsatz:
Sammeln Sie prinzipiell nur Kräuter, die Sie zweifelsfrei erkennen.

In diesem Buch, sowie bei den von mir geleiteten Wanderungen, beschränke ich mich auf Pflanzen, welche den meisten Menschen bereits bekannt sind, da sie fast vor jeder Haustüre gedeihen. Trotzdem erkläre ich immer ausführlich die besonderen Erkennungsmerkmale, lasse die Teilnehmenden die Kräuter auch mal mit der Lupe anschauen, ermuntere zum Riechen und zum Schmecken, um sie mit allen Sinnen zu begreifen. Kräuter, bei denen eine Verwechslungsgefahr besteht – wie der an der Nahe sehr häufig vorkommende, hochgiftige Gefleckte Schierling, der leicht mit dem Wiesenkerbel verwechselt werden kann – meide ich.

Da wir in Europa mehrere Tausend verschiedene Pflanzen kennen, von denen einige Hundert als Heil- und Nahrungsmittel Verwendung finden, ist die Unterscheidung oftmals schwierig. Unter fachlicher Führung angebotene Wildkräuterwanderungen sind eine gute Gelegenheit, Pflanzen mit allen Sinnen kennen, unterscheiden und lieben zu lernen. Der Erwerb eines Pflanzenbestimmungsbuches ist eine gute Investition. Verwenden Sie nie eine Pflanze, die Sie nicht kennen. Wenden Sie sich im Zweifelsfalle an einen erfahrenen Kräuterkenner.

„Ist die Pflanze noch so klein,
für etwas wird sie nütze sein."

Sprichwort

11

Zweiter Grundsatz:
Sammeln Sie nur an hygienisch sauberen Plätzen

Sammeln Sie nicht an Straßenrändern, an denen Kräuter von Autoabgasen oder mit Hundekot belastet sind. Leider vergiftet die Menschheit jährlich mit Millionen Tonnen Agrarchemie Mutter Erde und ihre Bewohner. Deshalb sind Standorte an Feldrändern ungeeignet, da diese von Spritz- und Düngemitteln belastet sind. Sammeln Sie in Wiesen, auf Brachland, in Auen oder in Wäldern. Je vielfältiger die Vegetation auf einem Standort ist, desto sicherer können Sie sein, dass die Natur noch intakt ist. Sammeln Sie die Pflanzen kurz vor der Verwendung in der Küche. Sie sollten immer sauber und gesund aussehen und vor der Zubereitung gründlich gewaschen werden.

Wer einen eigenen Garten oder eine Wiese sein Eigen nennt, hat natürlich den Vorteil, dass er weiß, was er für eine Qualität erntet. Im eigenen Garten hat die chemische Keule nichts zu suchen. Wenn ich da an meinen ehemaligen Hausmeister denke, kommt mir das Grausen, denn wie viele andere Gartenbesitzer hatte er dem Löwenzahn den Kampf angesagt. Jedes Jahr erlebte ich die gleiche Prozedur: Mit einem Unkrautvernichtungsmittel wurden alle Löwenzahnpflanzen vernichtet, und im nächsten Frühjahr spross wieder eine neue Generation dieser herrlichen Pflanzen: Welch eine unnötige Zeitverschwendung! Da ist mir der Rat des Weisen aus der alten chinesischen Geschichte doch symphatischer:

Ein Mann entschloss sich, einen Blumengarten anzulegen. Er bereitete den Boden vor und pflanzte die Samen vieler wunderschöner Blumen ein. Doch als sie aufgingen, füllte sich sein Garten nicht nur mit seinen ausgewählten Blumen, sondern überall wucherte Löwenzahn. Er suchte Rat bei allen möglichen anderen Gärtnern und probierte alle bekannten Methoden aus, um den Löwenzahn loszuwerden, aber ohne Erfolg. Schließlich ging er den ganzen Weg bis zur Hauptstadt, um beim Hofgärtner am Palast vorzusprechen. Der weise alte Mann hatte schon viele Gärtner beraten und schlug eine Vielzahl von Mitteln vor, um den Löwenzahn auszurotten, aber der Mann hatte sie schon alle ausprobiert. Eine Weile saßen sie schweigend zusammen, bis am Ende der Weise den Mann anschaute und sagte: „Nun, dann schlage ich vor, du lernst den Löwenzahn zu lieben."

Kindern rate ich immer, dass sie am Samstagmorgen, bevor der Vater den Rasenmäher startet, die Gänseblümchen retten sollen. Kinder lieben Gänseblümchen, es sind oft die ersten Blumen die sie bewusst wahrnehmen, und Gänseblümchen sind die besten „Kinderheilkräuter". Die vor dem Rasenmäher „geretteten" Blüten bereichern jeden Salat und haben weit mehr Power als jeder Standard-Treibhaus-Kopfsalat. Schon viele Mütter, die behaupten „Mein Kind isst keinen Salat", waren überrascht, dass der mit selbst gesammelten Blüten verzierte Salat mit Genuss verspeist wurde.

Achtsamkeit und Wertschätzung

Immer wieder erlebe ich, wie Menschen beim Kräutersammeln – gedankenlos – ganze Pflanzenbündel mitsamt den Wurzeln ausreißen. Hinterlassen Sie keinen „Kahlschlag". Wir haben bereits eine seelenlose Medizin, da wäre es doch schön, wenn wir selbst beim Sammeln unserer eigenen Medizinpflanzen mit Leib und Seele dabei sind. Sammeln Sie nur an Standorten, an denen diese Pflanze in großen Mengen vorkommt. Lassen Sie immer noch genügend Kräuter stehen, damit sich die Pflanze weiter vermehren kann.

Konventionelle Kräutermedizin wird auf großen Feldern, in Monokultur, von konventionell arbeitenden Landwirten angebaut. In der Urnatur hingegen gibt es keine Monokultur. Schauen Sie sich doch einmal ganz bewusst die Pflanzenvielfalt auf einem Quadratmeter naturbelassener Blumenwiese an. Was für eine Pracht das ist! Hier gedeihen die Pflanzen in biologischem Gleichgewicht und sind somit optimal mit den Nährstoffen versorgt, die sie für ein gesundes Wachstum benötigen. Alles in der Natur entwickelt sich seit Jahrmillionen optimal auch ohne Kunstdünger oder chemische Spritzmittel.

Im konventionellen Kräuteranbau wird jährlich mehrfach die „chemische Keule" eingesetzt und am Ende mit seelenlosen Erntemaschinen geerntet. Deshalb geht an Sie meine Bitte: Wenn Sie selbst Heilpflanzen sammeln, ernten Sie mit Herz und Seele und gehen Sie achtsam und in wertschätzender Weise vor.

„Da sagte die Engelwurz zu dem Wissenschaftler:
Hältst du es für möglich, einen Menschen vollständig zu zerlegen, ihn auf
seine chemikalischen Grundbestandteile zu reduzieren, das Ergebnis in eine
messende und analysierende Maschine zu speisen, und dann daraus zu
schließen, ob er ein begabter Maler oder ein kreativer Musiker ist?
Nein?
Warum glaubst du dann, dass du etwas über mich weißt, wenn du das mit
meinem physischen Körper getan hast?"

Wolf Dieter Storl

Ich hatte noch das große Glück und die Ehre, einen der letzten, großen indianischen Häuptlinge und Medizinmänner, Archie Fire Lame Deer, persönlich kennenzulernen. Er betonte stets, dass eine achtlos gepflückte Pflanze keine Heilkraft hat. Ein Satz, den ich nur bestätigen kann. Vielmals hat mir allein schon der bewusste Aufenthalt in der Natur zu mehr Wohlergehen verholfen. Das achtsame Sammeln und Verarbeiten von Heilkräutern hat bereits eine heilende Wirkung. Ein Heilmittel, welches mit der Kraft positiver, heilender und liebevoller Gedanken erfüllt ist, wirkt besser als eine industriell-mechanisch hergestellte Arznei. Wenn ein Schamane auf traditionelle Art und Weise ein Heilmittel zusammenstellt, so ist er von der Ernte der Kräuter bis hin zur zeremoniellen Verabreichung mit seiner ganzen Gedankenkraft bei dieser Arbeit, tief versunken im Gebet. Für mich ist inzwischen das Sammeln von Kräutern ein „heiliger Akt", und ich habe immer wieder erfahren, dass bewusst und liebevoll gesammelte Kräuter zu unserem Heilwerden beitragen.

Gehen auch Sie beim Kräutersammeln achtsam vor. Lassen Sie sich dabei Zeit, genießen Sie den Aufenthalt in den Armen der Natur mit allen Sinnen. Fühlen, riechen, schmecken und lieben Sie die grünen Helfer aus dem Pflanzenreich. Suchen Sie nur gesunde, kräftige Exemplare, abseits von Straßen und geschützt vor Agrarchemie. Trinken Sie Ihre Kräutermedizin ganz bewusst, in kleinen Schlucken. Genießen ist schon die halbe Heilung. Für den Rest sorgt dann die Medizin aus der Apotheke der Natur.

„Wenn du ein Heilkraut aus einer Gruppe seiner Art auswählst, sei nicht hastig. Fühle. Horche. Dann nehme die Pflanze, die ein gutes Gefühl gibt.
Eine Pflanze, die achtlos gepflückt wird, hat keine Heilkraft."

Archie Fire Lame Deer

Thema Dankbarkeit

„Behandelt die Erde gut,
sie wurde euch nicht geschenkt von euren Eltern,
sie ist eine Leihgabe eurer Kinder.
Wir haben sie nicht von unseren Vorfahren geerbt,
sondern von unseren Nachfahren geborgt."

Chinesische Weisheit

Wenn wir unsere Umwelt zerstören und verschmutzen, vernichten wir damit auch unsere Lebensgrundlage. Wer die Natur in ihrer ganzen Schönheit liebt und sich als ein Teil des großen Ganzen wahrnimmt, wird respektvoll mit der Schöpfung umgehen. Indem wir uns rücksichtsvoll und mit Respekt allen Geschöpfen gegenüber verhalten, geben wir auch „etwas" zurück. Dieses „Etwas" sind unsere positiven Gedanken und Gefühle, welche wir in die Welt ausstrahlen. Jeder gute und konstruktive Gedanke wirkt sich erbauend und förderlich auf alles, was ist, aus. Bei all unseren Aktivitäten sollten wir immer daran denken, dass nicht das „haben wollen" im Vordergrund steht, sondern dass ein gegenseitiger Austausch stattfinden sollte.

„Mensch, wir haben kein Verständnis für dich.
Du bringst das Gleichgewicht der Natur durcheinander,
du vernichtest die Tiere, du machst Land zur Wüste,
du fällst und verbrennst die großen Bäume,
du verstümmelst die Landschaften,
indem du tiefe Wunden in die Hügel und Berge schlägst,
du schlitzt die Erde auf, dass sie nie mehr heilen wird.
Du verschmutzt alles unter dir, neben dir und über dir.
Wo immer du gehst, bleibt Schmutz und Zerstörung.
Bist du denn so dumm, dass du nicht merkst, dass du dich selbst vernichtest?"

Aus: Paul Hawken, Der Zauber von Findhorn, Seite 156, Rowolth Verlag

Unsere Mutter Erde und die Natur werden von der Menschheit erbarmungslos ausgebeutet! Wir sind auf diesem wunderschönen Planeten nur für wenige Jahrzehnte Gäste und hinterlassen unseren Nachkommen ein

Chaos. Der Mensch denkt nur ans Nehmen und vergisst das Geben und zerstört dabei die Lebensgrundlage der kommenden Generationen.

Natürlich hat der Mensch das Recht, das, was er zum Lebensunterhalt benötigt, der Natur zu entnehmen. Es ist jedoch ein Unterschied, ob ich mit Bulldozern Mutter Erde durchpflüge und „Unkraut" mit immer stärkeren Mitteln bekämpfe oder aber mit Achtung, Sorgfalt und Dankbarkeit der Natur begegne.

Wenn ich mich in der Natur aufhalte, bekomme ich dabei sehr viel und deshalb ist es für mich selbstverständlich, dass ich mich erstens dafür dankbar und zweitens mich als Gast würdig zeige. Würden Sie wieder einen Gast zu sich nach Hause einladen, der die ganze Wohnung verschmutzt hat? Bei einem Aufenthalt in der Natur sollte es selbstverständlich sein, dass wir unseren eigenen Müll wieder mitnehmen und entsorgen. Ich habe mir angewöhnt, in meinem Rucksack auch immer eine alte Plastiktüte mitzuführen. Wenn ich dann meinen Platz verlasse, ist er hinterher oft sauberer als vorher. Dies ist für mich ein Zeichen von Respekt und Dankbarkeit.

In dem wunderschönen Buch „Traumfänger" von Marlo Morgan wird beschrieben, wie ein Stamm australischer Aborigines seinen Lagerplatz verlässt, so, als hätte nie ein Mensch seinen Fuß auf dieses Stück Erde gesetzt. Eine wunderschöne und nachahmenswerte Geste. Nach alter Indianersitte können auch wir einen Schluck Wasser oder etwas von unserer Nahrung als Zeichen des Dankes hinterlassen.

Wenn Sie mehr über die Heilkräfte der Natur erfahren wollen, empfehle ich Ihnen mein Buch „Natürlich glücklich und gesund", ISBN: 978-3-8370-3996-2.

„Wer mit Pflanzen behutsam umgeht,
wird auch sich selber liebevoller behandeln."

Der Fuchsbandwurm

Wie auf all meinen Wanderungen weise ich auch hier auf die mögliche – wenn auch äußerst geringe – Infektionsgefahr durch Fuchsbandwurmeier hin. Der Fuchsbandwurm (Echinococcus multilocularis) parasitiert vor allem im Rotfuchs und im Marderhund, seltener aber auch im Haushund oder der Hauskatze. Laut Wikipedia wurden zwischen 2003 und 2005 dem Robert-Koch-Institut und dem Europäischen Echinokokkose-Register zusammen nur 119 Fälle von Infektionen bei Menschen gemeldet. Da die Hauptzahl der Betroffenen beruflich mit Waldbau, Jagd, Tierpräparation beschäftigt war oder Hunde- oder Katzenbesitzer ist, ist davon auszugehen, dass die Übertragung von Fuchsbandwurmeiern über den Kontakt mit infizierten Tieren erfolgte. Der Molekularbiologe und Fuchsbandwurm-Experte Klaus Brehm von der Universität Würzburg vertritt sogar die Ansicht: „Dass man sich von Beeren den Fuchsbandwurm holen kann, gehört ins Reich der Legenden. Es ist für keinen einzigen Patienten erwiesen, dass er sich so angesteckt hat."

Auch wenn mir bisher noch kein Mensch bekannt ist, der an dieser durchaus ernst zu nehmenden Krankheit leidet, ist trotzdem Vorsicht angeraten. Auf der sicheren Seite sind wir immer dann, wenn alle Kräuter und Wildgemüse über 60 Grad erhitzt werden, sie also gekocht oder gebacken werden. Hunde und Katzenhalter sollten auf eine gute Hygiene achten (Hände waschen) und das Tier regelmäßig entwurmen.

Die Inhaltsstoffe –
Warum sind Wildkräuter und
-gemüse so gesund?

Von den Bitterstoffen in unseren Wildkräutern

Wenn wir bei unseren Wildpflanzen-Kochworkshops unsere Mahlzeiten genießen, bemerken die Teilnehmenden hin und wieder den leicht bitteren Geschmack. Dieses Geschmackserlebnis ist gleichzeitig auch ein Gesundbrunnen erster Güte.

Paracelsus wies immer auf den Wert der einheimischen Flora und Fauna hin. Besonders aber darauf, dass der Schöpfer in weiser Voraussicht all das, was der Mensch braucht, vor der Haustür wachsen lässt. Er betonte immer wieder die alte Weisheit, dass Bitteres gesund sei. So kreierte er ein Elixier für ein langes, gesundes Leben, welches hauptsächlich aus bitteren Pflanzenbestandteilen zusammengesetzt war. Da der bittere Geschmack bei den Menschen nicht sonderlich beliebt ist, wurde über Jahrhunderte hinweg dafür gesorgt, dass alle Obst-, Gemüse- und Getreidesorten weniger Bitterstoffe enthalten. Interessant ist, dass sich diese Ablehnung von Bitterem auch in der Sprache niederschlägt. Wir reden von einem „bitteren Leben", „der ist verbittert" oder „diese Nachricht ist bitter". Mit „dolce vita", dem „süßen Leben" drücken wir das Gegenteil aus. Bis heute wird unsere Nahrung entbittert, auf mehr Ertrag sowie eine ansprechende Optik getrimmt. Die für unsere Verdauung so wichtigen Bitterstoffe bleiben dabei auf der Strecke. So nimmt die Menschheit Verdauungsprobleme und Übergewicht in Kauf.

Bitterstoffe haben eine galle- und harntreibende Wirkung, fördern die Verdauungstätigkeit, wirken immunstärkend und regen die Fettverbrennung an. Dagegen fördert die von uns so geliebte süße und bitterfreie Nahrung unsere Esslust. Beim Verzehr von mit Kristallzucker gesüßten Produkten stellt sich nicht so schnell ein Sättigungsgefühl ein. Das Fehlen von Bitterstoffen in der konventionellen Ernährung hat somit drastische Folgen, wie etwa Übergewicht und Stoffwechselkrankheiten.

Die gute Nachricht für alle Übergewichtigen lautet deshalb: Esst Bitteres, dies ist der beste und dabei noch natürlichste Fatburner. Es führt rascher zu einem Sättigungsgefühl sowie zu einer Begrenzung der Esslust.

Das Fehlen der Bitterstoffe kann sich auch dadurch bemerkbar machen, dass wir nach dem Essen ein suchtartiges Verlangen nach Tabak, Kaffee, Magenbitter etc. (gehört alles zum Feuerelement) verspüren. Die natürliche Zufuhr von Bitterstoffen in der Nahrung würde dieses Dilemma einschränken.

Bitterstoffe stärken unser Immunsystem, sorgen für eine bessere Aufnahme von Vitaminen aus der Nahrung, regen die Durchblutung des Körpers an und sorgen somit für warme Hände und Füße im Winter.

Vor allem aber sollten wir uns wieder an unsere heimischen Wildkräuter erinnern und diese öfters auf den Speiseplan setzen. Sie dienten unseren Vorfahren seit Menschengedenken als vollwertige, gesunde Nahrungsquelle. Unsere Kräuter gedeihen direkt vor der Haustür und sie besitzen noch das ganze Spektrum von wertvollen Inhaltsstoffen, einschließlich der so wichtigen Bitterstoffe.

„Nur wer sich gewahr ist, dass er Gott isst, isst wirklich."

Taittireya Upanishad

Was uns wirklich nährt, ist für das Auge unsichtbar

Die moderne Wissenschaft sieht leider nur den materiellen Aspekt der Nahrung. Da werden Kalorien gezählt, man spricht von Ballaststoffen, Vitaminen, Spurenelementen, Mineralstoffen, sekundären Pflanzenstoffen usw. Wir vergessen dabei das Wichtigste, die für jedes Nahrungsmittel individuell zusammengesetzte Lebensenergie. Wie alles Lebendige, so benötigen unsere Pflanzen Sonnenlicht, um zu gedeihen, und Pflanzen speichern vor allem eins: Licht. So nehmen wir mit jedem Bissen auch gespeicherte, feinstoffliche Sonnenenergie auf. Das Sonnenlicht, welches die Pflanzen aufnehmen, speichern und das uns später als Nahrung dient, wurde von den Weisen des alten Indiens als die Liebesstrahlung Gottes angesehen. Nur Pflanzen, die wild in freier Natur oder naturgemäß angebaut werden, weisen ein hohes Maß dieser göttlichen Energie auf. Durch die Auswahl der Nahrung bestimmen wir unser Schicksal. Wir haben es selbst in der Hand, welche Kräfte in uns wirken. Nicht nur im asiatischen Kulturkreis, sondern auch bei uns gibt es Stimmen, die darauf verweisen: „Sag mir, was du isst, und ich sage dir, wer du bist." Jede Pflanze, die wir verzehren, weist eine ganz individuelle Schwingung auf, die der Mensch in sich aufnimmt und aus der sich dann der Körper aufbaut.

„Wir essen nicht nur das, was sich materiell vor unseren Augen ausbreitet, sondern wir essen mit das Geistige, das sich hinter dem Materiellen verbirgt."

Rudolf Steiner

Wenn wir Wildpflanzen verspeisen, verleiben wir uns damit besonders viele feinstoffliche Energien ein. Dieser Ätherleib ist eine vitale Kraft, die uns Menschen belebt. Pflanzen, welche auf ausgelaugten Agrarflächen in Monokultur produziert werden, haben bei weitem nicht dieses Kraftpotenzial. Auch in den meisten Schrebergärten, die fein säuberlich von jedem „Unkräutchen" befreit sind und „ordentlich" aussehen, wächst nichts Hochwertiges. Denn die Urnatur hat eine andere Vorstellung von Ordnung als die meisten Menschen.

Sobald wir eine Pflanze ernten, wird diese von ihrem natürlichen Kraftfeld getrennt. Das heißt, mit jeder Stunde wird das feinstoffliche Kraftpotenzial geringer. Deshalb empfehle ich immer wieder, Obst, Gemüse, Salat und Kräuter sofort nach der Ernte zu verzehren. Das gelingt gut bei unseren heimischen Wildgemüsen, da sie direkt vor der Haustüre gedeihen.

Problematisch ist dagegen das Angebot in unseren Supermarktregalen. Ein großer Teil der Nahrung legt immer weitere Transportwege zurück und damit das Produkt irgendwie noch heil im Supermarkt ankommt, wird es auch noch unreif geerntet. Durch eine allzu frühe Ernte hat die Nahrung wiederum einen Verlust an Vitaminen, Mineralstoffen, Spurenelementen und den so wichtigen feinstofflichen Energien.

Auch wenn ein Salatkopf nach etlichen Tagen in Ihrem Kühlschrank immer noch optisch gut aussieht, weist er nur noch einen kümmerlichen Rest an Lebenskraft auf. Deshalb: keine allzu große Vorratshaltung betreiben. Kaufen Sie nur so viel, wie Sie innerhalb kürzester Zeit verzehren können. Bevorzugen Sie stets heimische Produkte vom Wochenmarkt oder noch besser: Ernten Sie täglich ein Stück Lebenskraft aus der Natur, direkt vor Ihrer Haustür und kostenlos.

Dosierung und Zubereitung

Die bekannteste Verwendungsmethode von Heilpflanzen ist der Aufguss oder der Tee. Weitere Möglichkeiten der Anwendung sind Pulver, Sirup, Tinktur, Salbe oder Creme, Ölauszug, ätherisches Öl, heiße oder kalte Kompresse und Breipackungen. Für welche Form der Anwendung Sie sich auch entscheiden, halten Sie sich immer an die Dosierungsempfehlungen. Gehen Sie nie davon aus, man könne Kräuter – da sie ja zu 100 Prozent Natur sind – in jeder beliebigen Menge einnehmen. Auch ist nicht jede beliebige Kräutermischung zu empfehlen. In diesem Fall ist weniger oft mehr.

Wie verwendet man Wild- und Heilkräuter in der Küche?

Ich möchte Ihnen die Verwendung von Wild- und Heilkräutern in der Küche ans Herz legen. Hierbei wird das ganze Kraut verzehrt. Somit nehmen wir auch das ganze Potenzial der Pflanze auf. Wildpflanzen weisen noch ein hohes Maß an Wirk- und Heilstoffen auf, enthalten sehr viele Mineralien, Spurenelemente und sekundäre Pflanzenstoffe, die in unserer Zivilisationskost deutlich reduziert sind. So kann getreu nach Hippokrates „Deine Nahrung dein Heilmittel" sein.

Wildkräuter bereichern jede Speise. Kreativen Köchen wird es leicht fallen, Salate, Suppen, Eintöpfe, Aufläufe usw. mit Kräuter-Power aufzupeppen. Die beste Zeit hierzu ist das Frühjahr mit seiner frischen Pflanzenvielfalt. In den Sommermonaten bereichern Blüten jeden Speisezettel, während im Herbst Früchte und Samenkörner Hochkonjunkur haben. So schenkt uns Mutter Natur im Rhythmus der Jahreszeiten ein abwechslungsreiches Programm an Köstlichkeiten.

Blütenzauber

Sehr interessant, aber leider noch wenig verbreitet, ist die Verwendung von Blüten in der Küche – und dabei hat dies durchaus Tradition. Bereits in der Antike, im Mittelalter sowie in der Renaissance hatten Blüten in der Kochkunst eine große Bedeutung erlangt. Sie waren den Gewürzen gleichgestellt und durften an keinem Gericht fehlen. Später wurden die bewährten einheimischen Blüten durch die Einfuhr fremder Pflanzen und Gewürze verdrängt. Lediglich in der Arme-Leute-Küche ersetzten noch weiterhin die orange-gelben Blättchen der Ringelblumen den teuren Safran oder die jungen Löwenzahnknospen die Kapern. Für Anfänger auf dem Gebiet empfehle ich, Blüten zuerst einmal als schmackhafte Dekoration zu verwenden. Blüten verfeinern als Garnierung jede Vorspeise, den Hauptgang sowie den Nachtisch.

Ein kleiner Überblick der essbaren Wild- und Kulturpflanzenblüten

Borretsch, Bärlauch, Gänseblümchen, Holunder, Knoblauchsrauke, Margarite, Malve, Kapuzinerkresse, Lavendel, Löwenzahn, Ringelblume, Rose, Wilde Rose, Schlüsselblume, Sonnenblume, Taubnessel, Wegwarte, Veilchen usw. Im Prinzip sind die Blüten aller ungiftigen Bäume, Sträucher, Gemüse, Obst, Wild-, Heil- und Kulturkräuter zum Verzehr geeignet.

Sammel- und Zubereitungstipps

Wenn Sie Blüten als schmackhafte Dekoration verwenden möchten, sollten diese natürlich und frisch aussehen. Deshalb sollten sie erst kurz vor der Verwendung gepflückt werden.

Ich sammele auf meinen Wanderungen auch gerne Blütensträuße, die sich in einem Glas Wasser gut ein paar Stunden frisch halten. Kurz vor der Verwendung dann einfach die Blüten abpflücken und zum Essen dazugeben.

Auf Spaziergängen ist es sowieso ratsam, Sammelbehältnisse mitzuführen, in denen empfindlichere Blütenköpfe unbeschädigt mit nach Hause genommen werden können.

Frische Blüten bereichern jeden Salat, können in Kuchen und Brot verbacken oder über alle möglichen Speisen gestreut werden. Sie eignen sich für Blütenteemischungen, zum Aromatisieren von Essig und Öl. Dabei sind Ihrer Kreativität keine Grenzen gesetzt.

Vorsicht ist jedoch bei allen Blütenpflanzen geboten, von denen Sie nicht zu einhundert Prozent sicher sind, dass sie ungiftig sind.

„Die Welt, und alles was wir sehen und greifen,
ist nur die Hälfte der Welt.
Das, was wir nicht sehen, ist ebenso wichtig
wie das, was wir sehen.
Der ist Arzt, der das Unsichtbare kennt,
das keinen Namen hat, das keine Materie hat
und doch seine Wirkung."

Paracelsus

Wildgemüse, Kräuter und Heilpflanzen im Frühjahr

Jahreszeitgerechte Ernährung

Noch nie in der Geschichte der Menschheit war das Angebot an Nahrungsmitteln so groß wie heute. In den Supermarktregalen können wir das ganze Jahr über alles erwerben. So werden mitten im Winter typische Obstsorten und Sommergemüse (Tomaten, Erdbeeren usw.) angeboten und wohl auch konsumiert. Wir vergessen aber dabei, dass es durchaus Sinn hat, sich jahreszeitgerecht zu ernähren. So lautet eine wichtige Regel in der Chinesischen Ernährungslehre: „Das, was gerade vor unserer Haustür gedeiht, trägt auch zu unserem Gedeihen bei."

Ohne Müdigkeit ins Frühjahr starten

Mit dem Frühling kommt auch die Frühjahrsmüdigkeit. Tun Sie etwas dagegen, um wieder fit zu werden, anstatt sich schlapp durch den Tag zu quälen. Die medizinische Wissenschaft hat für die „Frühjahrsmüdigkeit" noch keine eindeutige Erklärung gefunden. Eine wesentliche Rolle spielt aber eine Mischung aus Licht- und Sauerstoffmangel, Bewegungsmangel und vor allem ein Mangel an Pflanzenvitalstoffen. Im Frühling braucht unser Körper eine Fitnesskur aus frischem Grün. Ideal sind dafür unsere vor Lebenskraft strotzenden heimischen Kräuter und Wildgemüse, sie bringen den Körper wieder richtig in Schwung.

Über Winter lagern sich in unserem Körper (Gewebe, Bandscheiben, Sehnen, Bänder usw.) Gifte und Schlacken ab. Jetzt gilt es konsequent zu entgiften, also einen „Frühjahrsputz" durchzuführen. Dies gilt vor allem bei Ablagerungskrankheiten wie Rheuma und Gicht sowie bei Übersäuerung des Körpers, wovon die meisten Menschen betroffen sind. Empfehlen möchte ich hierzu eine Kur mit unserer heimischen Brennnessel, als Salat, Spinat, Tee oder Brennnesselsaft. Obwohl viele von uns schon negative Erfahrungen (Brennwirkung) mit dieser so unscheinbaren Pflanze gewonnen haben, so ist sie dennoch ein wertvolles Heilkraut und wächst fast überall. Die Brennnessel ist unsere beste heimische Pflanze zur Blutreinigung. Der Körper bekommt einen Energieschub und wird mit wichtigen Mineralien, Vitaminen und sekundären Pflanzenstoffen versorgt. Eine sechswöchige Kur mit dreimal täglich einer Tasse Tee ist besonders bei Gicht und Rheuma zu empfehlen.

„Wenn wir die Natur studieren,
stellen wir fest, dass jedes Geschöpf,
jeder Vogel, jeder Baum und jede Blume,
seine eigene und bestimmte Aufgabe hat,
durch die es der Gesamtheit des Universums hilft und sie bereichert."

Dr. E. Bach

1. Die Brennnessel (Urtica dioica)

Alleine schon der Name Brennnessel lässt viele Menschen zusammenzucken, denn wir haben alle schon einmal negative Erfahrungen mit diesem wehrhaften Kraut gesammelt. Der römische Schriftsteller und Naturforscher Plinius d. Ä. nannte die Brennnessel sogar „die am meisten verhasste aller Pflanzen". Diese Ansicht teilen auch heute noch viele Gartenbesitzer, zu Unrecht, wie ich meine, denn sie ist eine unserer wertvollsten heimischen Heilpflanzen.

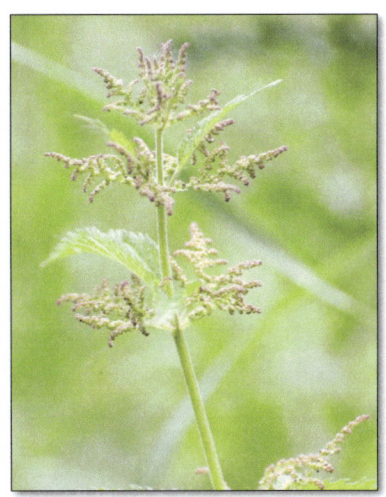

Die Brennnessel

„Ein Weiser zürnt nicht,
dass eine Nessel brennt,
es ist der Nessel Art,
ihr weicht, wer sie kennt."

Alter Volksreim

Ich liebe die Nesseln und freue mich im Frühjahr eines jeden Jahres auf ihren Austrieb. Wenn sich nach einem langen Winter wieder die Brennnesseln zeigen, dann ist Frühjahr, die Zeit des Kräutersammelns und Genießens hat begonnen. Kaum eine andere heimische Pflanze ist so vielseitig verwendbar und hat ein solch großes Spektrum von Heilkräften. Wenn nur nicht die Brennhaare wären. Auf jeden Fall hat sie sich aber einen sehr wirksamen Schutzmantel zugelegt. Der Schweizer Kräuterpfarrer Künzle meint dazu: „Hätte die Brennnessel keine Stacheln, wäre sie schon längst ausgerottet worden, so vielseitig sind ihre Tugenden." Recht hat er, und wer sie einmal zu schätzen gelernt hat, wird sie lieben oder hat sie zum Fressen gern.

Auf all meinen Exkursionen zeige ich den verblüfften Teilnehmern, wie sie Nesseln pflücken können, ohne sich dabei „in die Nesseln zu legen" – dabei zu verbrennen. Immer den oberen, frischen Teil, das „junge Gemüse", seitlich ernten. Wenn dann doch einmal etwas schief gehen sollte, stehen hilfreiche Pflanzen meist in der Nachbarschaft: der Ampfer (Rumex), das heimische Springkraut (Rühr-mich-nicht-an, Impatiens noli tangere) oder das inzwischen weit verbreitete Indische Springkraut (Impatiens glandulifera). Nach einer „unliebsamen Begegnung" mit einer Nessel, einfach ein Blatt oder die Stängel von einem der oben genannten Kräuter zwischen den Fingern zerquetschen und den Pflanzensaft in die genesselte Stelle einreiben.

Die Nessel ist ein Allerweltskraut, wir kennen es alle und eine Verwechslung ist daher unmöglich. Auf eine genaue Beschreibung der Erkennungszeichen kann ich deshalb getrost verzichten. Wenn Sie nicht sicher sind, ob es sich um die echte Brennnessel handelt, dann machen Sie doch einfach den „Echtheitstest". Packen Sie einmal kräftig in das Kraut und wenn es brennt, ist es die Brennnessel.

- Sie ist eine gesunde und schmackhafte Nahrungsquelle.
- Ein Teeaufguss der Heilpflanze ist sehr zu empfehlen bei Rheuma oder Gicht. Brennnesseltee wirkt harntreibend, fördert die Tätigkeit von Magen, Darm, Bauchspeicheldrüse sowie von Blase und Nieren.
- Eine hilfreiche „Rosskur" für unerschrockene Naturburschen ist das Auspeitschen rheumatischer Gelenke mit frischen Brennnesselruten.
- Sie ist reich an Eisen, Vitamin C, A und B, Kalzium, Kieselsäure, Schwefel und Phosphor.
- Brennnesseln weisen einen hohen Chlorophyllgehalt auf. Chlorophyll hat eine antibakterielle Wirkung und ist in seiner chemischen Struktur unserem Blutfarbstoff „Hämoglobin" sehr ähnlich. Der Chlorophyllbedarf der Industrie wird hauptsächlich aus Brennnesseln gewonnen.
- Anwendung traditionell als Haarpflegemittel, bei fettigem Haar oder Schuppen. Dazu nach dem Waschen die Haare mit dem weiter unten aufgeführten, erkalteten Teeaufguss nachspülen.
- Zum Färben von Wolle und Stoffen können die Wurzeln verwendet werden.
- Wir können aus ihr ein Spritzmittel gegen Blattläuse und auch einen guten Pflanzendünger herstellen.
- Ältere Pflanzenstängel sind zum Verzehr ungeeignet, da sie hart und faserig werden. Aus den Pflanzenfasern können feinste Stoffe, aber auch extrem reißfestes Nesseltuch oder Taue und Seile hergestellt werden.

Der Teeaufguss

Die unscheinbare Brennnessel gehört zu unseren wichtigsten Heilpflanzen, kein anderes Mittel vermag den Körper so tiefgreifend zu reinigen. Sammeln Sie für eine Frühjahrskur die Blätter täglich frisch, ansonsten kaufen Sie die getrockneten Kräuter im Bioladen.

Brennnesseltee wirkt entzündungshemmend, harntreibend, stoffwechselanregend und stärkt die körpereigenen Abwehrkräfte. Dem Kraut wird eine potenzsteigernde Wirkung zugeschrieben, außerdem eine Wirksamkeit bei Blasenschwäche und Harnwegsentzündungen.

Eine sechswöchige Kur, dreimal täglich eine Tasse Tee, ist besonders bei Gicht und Rheuma zu empfehlen. Dazu jeweils einen gehäuften Teelöffel getrocknete, oder zwei Triebspitzen frische Brennnesseln auf ¼ Liter kochendes Wasser geben und zehn Minuten ziehen lassen. Angesammelte Giftstoffe in Gelenken, Muskeln und im Blut werden dabei ausgeschieden. Vertreibt die Frühjahrsmüdigkeit, der Körper bekommt einen Energieschub und wird mit wichtigen Mineralien (Eisen, Silizium), Vitaminen und sekundären Pflanzenstoffen versorgt.

„Niemals kann sich Bösartiges bilden,
wenn wir unsere gute Brennnessel nicht nur ehren,
sondern in regelmäßigen Abständen
uns ihre wunderbare Kraft in Form von Tee einverleiben."

Maria Treben

Verwendung in der Küche

Der Austrieb der ersten Brennnesseln beginnt früh im März. Im Altertum wurden die Jungtriebe zu Frühlingsfesten als Kultspeise verzehrt. Mancherorts kennt man sie noch immer als „Gründonnerstagssuppe". Anstatt Vitaminpillen zu schlucken, sollten Sie hin und wieder eine Brennnesselsuppe verzehren.

Sie sollten jedoch bei der Ernte ein paar Küchenhandschuhe anziehen und einen Korb oder eine Stofftasche locker mit dieser Kostbarkeit füllen. Ich selber ernte jedoch alle Kräuter ausnahmslos mit der bloßen Hand. Wenn man versteht, sie richtig anzupacken, ist die Gefahr sich zu verbrennen minimal. Und wenn's doch mal brennen sollte, ist es eine gute „Schutzimpfung" gegen Rheuma.

Mein Lieblingsrezept: Die Brennnesselsuppe

Zutaten für vier Personen:
Gutes Bratöl, 2 Zwiebeln, 4 Doppelhände voll Brennnesseln, 1 Liter Gemüsebouillon. Feingehackte Zwiebeln in Fett andünsten, mit Gemüsebouillon ablöschen, feingehackte junge Brennnesseltriebe hinzufügen und fünf Minuten köcheln lassen. Zum Schluss mit Muskat und Pfeffer abschmecken. Je nach Geschmack Sahne hinzugeben oder mit einem Ei binden.

Wer gerne Cremesuppen isst, kann auch eine gekochte, kleingeschnittene Pellkartoffel mitköcheln und das Ganze pürieren.

Als Kräuterkenner können Sie Brennnesseln mit andern Frühlingskräutern mischen: Gundermann, Kerbel, Schafgarbe, Löwenzahn, Giersch, Bärlauch, Gänseblümchen, nur wenig Wiesenschaumkraut. Diese Neunerlei Kräutersuppe (Rezept: s. Kapitel Giersch) ist ebenfalls eine alte Kultspeise. Auch wenn die Zutaten von Gebiet zu Gebiet etwas variieren, die Brennnessel gehört immer zum Hauptbestandteil.

„Brennnesseln sind wohl nicht so hübsch
wie die wohlriechenden Nelken, Veilchen und viele andere Blumen,
aber als Heilpflanze betrachtet, übertreffen sie diese alle an Kraft
und Tugend."

Henrik Smid, dänischer Arzt im 16. Jahrhundert

Brennnessel-Omelett
1 Zwiebel oder eine kleine Stange Lauch
100 g frische Champignons
200 g frische Brennnesseln
8 Eier
75 ml Sahne oder Creme fraiche
Salz, Pfeffer, Sojasoße, Balsamico
Öl zum Ausbacken

Zwiebel fein hacken, Pilze in dünne Scheiben schneiden, Brennnesseln ein bis zwei Minuten blanchieren. Die Eier mit den Gewürzen verquirlen.

Die fein gehackten Zwiebeln in heißem Öl andünsten. Die kleingeschnittenen Champignons dazugeben, kurz anbraten und die blanchierten Brennnesseln hinzufügen. Die verquirlten Eier in die Panne gießen und bei schwacher Hitze ein Omelett backen.

Die Kraft der Brennnesselfrüchte
Auch wenn es niemanden gibt, der die Nessel nicht kennt, wissen doch die wenigsten Menschen, dass sie blüht und im Herbst essbare Früchte trägt. Die große Brennnessel ist „zweihäusig" (dioica), das heißt, es gibt „männ-

liche" und „weibliche" Exemplare. Die „Männlein" tragen die mikroskopisch kleinen Blütenpollen, die, vom Winde verweht, die weiblichen Blüten bestäuben. Aus ihnen entstehen dann die wertvollen, kleinen Früchte, die im Herbst auf die Ernte warten. Im Herbst gibt es bei den „Männlein" dagegen nichts zu ernten, lediglich kahle Stängel bleiben von den Blüten übrig.

Sammeln Sie diese Schätze, es sind die besten Stärkungsmittel aus unserer heimischen Natur. In jedem der kleinen Körnchen ist die Lebenskraft für eine zwei Meter hohe kraftstrotzende Heilpflanze gespeichert. So mancher Pferdehändler wusste um die Kraft der Brennnesselfrüchte. Gerne haben sie damit ihre Pferde „gedopt", um so einen besseren Verkaufspreis zu erzielen. Nach der Verabreichung von einigen Handvoll Samenkörnern wurde auch ein alter Kläpper wieder munter und bekam ein glänzendes Fell.

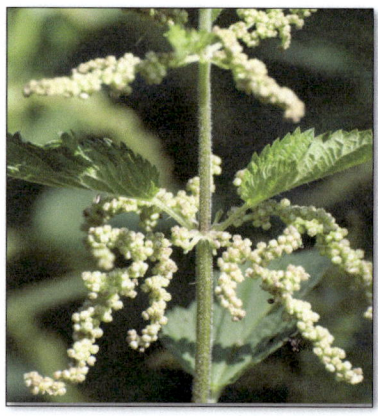

Männliche Samen

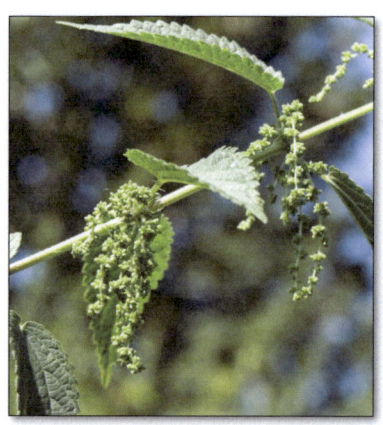

Weibliche Früchte

Was den Pferden hilft, kann auch dem Menschen nicht schaden, dachte auch so manches Bäuerlein und siehe da, es hilft. Augenzwinkernd empfehle ich Männern Brennnesselfrüchte als natürliches Viagra. Nicht umsonst waren Brennnesselfrüchte im Mittelalter für Mönche und Nonnen tabu. So kommt es nach einer Wildkräuterwanderung immer wieder vor, dass ein Herr (oder auch schon mal eine Dame) bei mir anruft und sich nach der genauen Dosierung erkundigt.

Hinweisen möchte ich aber darauf, dass es bei uns neben der großen Brennnessel (Urtica dioica) noch eine kleinere Art (Urtica urens) gibt. Beide Arten werden arzneilich verwendet, sodass eine Verwechselung kein Problem darstellt.

„Füttert man Pferde nur acht Tage eine mäßige Quantität Nesselsamen, so werden sie sehr fett und schön, sie werden auch munter davon und ist eine wahre Arznei für dieselben."

Aus einem Kräuterbuch von Ferdinand Müller (1874)

🌿 Sammeln Sie die traubenförmig hängenden Brennnesselfrüchte von August bis Anfang September. Die Samenkörner sind ein allgemein wirkendes Stärkungsmittel (nicht nur für den Mann), welches die körpereigenen Abwehrkräfte mobilisiert.

🌿 Nach dem Trocknen können Sie die Körner zwischen den Händen reiben und so von den feinen Stängeln befreien. Gut getrocknet aufbewahrt, bereichern die Köstlichkeiten über den Winter den Speisezettel.

🌿 Wenn Sie vor dem Verzehr die Früchte mit dem Mörser pulverisieren, werden die wertvollen Inhaltsstoffe besser vom Körper aufgenommen. Auch kurz in der Pfanne geröstet sind Brennnesselfrüchte ein Genuss.

Brennnesselfrüchtewein

Empfehlenswert ist auch der Brennnesselfrüchtewein des Apothekers Jakobus Theodorus Tabernaemontanus aus dem 18. Jahrhundert. Sammeln Sie hierfür im August oder Anfang September zehn Gramm frische Brennnesselfrüchte. Danach mit ½ Liter Weißwein übergießen und kurz aufkochen lassen. Nach dem Abkühlen zwei Esslöffel Honig darin auflösen. Im Kühlschrank ist das Tonikum eine Woche haltbar. Im Winter kann mit getrockneten Früchten (5 g = ein gut gehäufter Esslöffel) immer wieder neuer Brennnesselfrüchtewein hergestellt werden.

Täglich ein Schnapsglas des Tonikums wirkt allgemein kräftigend und soll gegen Erkältungskrankheiten und Bronchitis helfen.

2. Der Bärlauch (Allium ursinum)

Noch vor 20 Jahren kannte ihn kaum jemand, heute werde ich aber auf nahezu jeder Kräuterwanderung gefragt: „Finden wir hier auch Bärlauch?" Leider ist er im Nahetal eine Rarität, etwas üppiger gedeiht er schon in den Seitentälern des Soonwaldes. Viele Freizeitgärtner haben ein paar Pflänzchen in ihrem Garten angepflanzt, sodass der Bärlauch nicht ganz unbekannt ist.

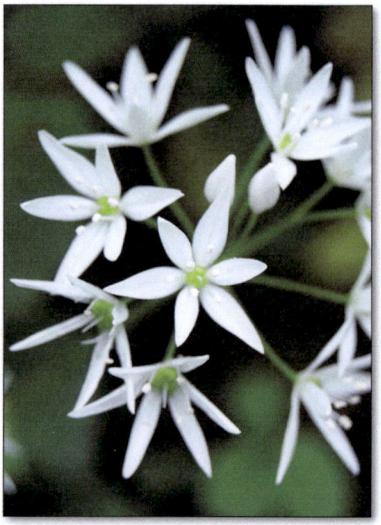

In anderen Gebieten Deutschlands verwandelt sich der Waldboden im zeitigen Frühjahr (März bis Mai) zuerst in ein saftiges Grün und später in ein weißes Blütenmeer. Dann brauchen wir nur dem weithin riechbaren Knoblauchduft zu folgen, um ihn aufzuspüren. Der ausgeprägte Geruch sowie der intensive Knoblauchgeschmack sind auch die wichtigsten Erkennungszeichen. Immer wieder liest oder hört man, dass es zu Verwechselungen mit giftigen Pflanzen (Maiglöckchen, Herbstzeitlose) kommt, eigentlich unmöglich, wenn man seinen Sinnen vertraut. Zerreiben Sie die Blätter zwischen Ihren Fingern, beißen Sie auch einmal in ein Blatt.

Die Blüte des Bärlauch

Alles, was nicht nach Knoblauch riecht und schmeckt, ist kein Bärlauch, so einfach ist das.

Wirkstoffe und Heilwirkung

Der Bärlauch gehört zu den Zwiebelgewächsen (Alliaceae) und ist ein naher Verwandter des Knoblauchs, weshalb seine Wirkstoffe denen des bekannten Knoblauchs sehr ähnlich sind. Die Heilwirkung wird jedoch von vielen Kräuterkennern (auch von Maria Treben) als noch besser bezeichnet. Bärlauch ist reich an Vitaminen und Mineralien. Die Hauptwirkstoffe sind jedoch die Sulfide, welche wirkungsvoll schädliche Pilze und Bakterien vernichten.

Der Bärlauch – das „Herba salutis" (= Heilkraut) der Römer – ist zu einem richtigen „Modekraut" geworden. Seit Jahren können wir im Frühjahr auf vielen Wochenmärkten frische Bärlauchblätter oder ganzjährig Bärlauch-pesto kaufen und das ist auch gut so, denn es handelt sich um ein Heilkraut mit bärenstarken Kräften. So schreibt der Schweizer Kräuterpfarrer Künzle: „Sie reinigt den ganzen Leib, treibt kranke, verstockte Stoffe aus, macht gesundes Blut, vertreibt und tötet giftige Stoffe. Ewig kränkelnde Leute, solche mit Flechten und Aißeln, Mehlgesichter, Skrofulöse und Rheumatische sollen den Bärlauch verehren wie Gold. Kein Kraut der Erde ist so wirksam zur Reinigung von Magen, Gedärmen und Blut wie der Bärlauch."

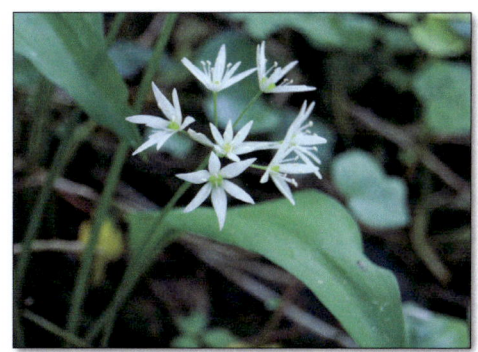

Für eine Bärlauchkur sollten Sie, über einen Zeitraum von zwei bis drei Wochen, täglich eine Handvoll Blätter essen. Sehr wirkungsvoll ist diese Reinigungskur zur Therapie bei Darmbeschwerden, Haut-

Bärlauch: Blüte und Blätter

leiden und als Schutz vor Arteriosklerose.

Verwendung in der Küche

Sammeln Sie die jungen, frischen Blätter vor der Blüte. Später werden die Blätter immer blasser und verlieren ihre Kraft. Die ganze Pflanzenenergie wird nun für die Blüte und die Ausbildung der Samen benötigt. Nach der Samenreife verschwindet der Bärlauch so schnell, wie er gekommen ist.

Der Bärlauch hat zwar eine kurze Vegetationszeit, kann aber von Liebhabern ganzjährig genossen werden (s. Rezeptteil).

Die geernteten Bärlauchblätter welken schell und sollten deshalb rasch verbraucht werden. Die gewaschenen, nassen Blätter lassen sich jedoch im Kühlschrank (in einem Behälter) drei Tage lang aufbewahren. Werden die Blätter länger aufbewahrt, so vergilben sie wegen Lichtmangels und beginnen zu verfaulen. Wird das Blattwerk tiefgefroren, verliert es an Geschmack. Zum Trocknen eignen sich die Bärlauchblätter auch nicht, da sie dabei ihre Heilkraft und das typische Aroma verlieren.

- Verwenden Sie die jungen, frischen Blätter wie Petersilie oder Schnittlauch, kleingehackt zum Würzen von Salaten, in Quark, als Brotauflage, in Suppen oder in Saucen.
- Bärlauchbutter ist, portionsweise eingefroren, monatelang haltbar.
- Verwenden Sie die dekorativen und wohlschmeckenden Blüten zur Verzierung oder als Beilage von Salaten.
- Fünf bis sieben noch geschlossene Blütenknospen in ½ Liter gutem Salatöl (zwei Wochen ziehen lassen) ergeben ein feines Bärlauchöl.
- Die kleinen, zuerst grünen Samenkörner können Sie roh auf Brot, Käse oder Quark genießen.
- Ausgereifte und getrocknete Samen geben dem Pfeffer (in der Pfeffermühle) das gewisse Etwas. Auch mit dem Mörser können die Samen kurz vor der Verwendung pulverisiert werden.
- Die Bärlauchzwiebeln können wie Knoblauchzehen in der Küche Verwendung finden. Ernten Sie die kleinen Zwiebeln im Herbst oder im Winter. Ernten Sie die Zwiebeln nur an solchen Stellen, an denen der Bärlauch in Massen wächst. Mit dem Ausgraben gibt die Pflanze nämlich alles, ihr Leben.

Mein Lieblingsrezept: Spaghetti Allium al Olio (Bärlauchspaghetti)

Dieses einfache und schnelle Gericht koche ich mir immer nach einer ausgedehnten Wanderung in den Bärlauch. Bereits nach 15 Minuten stehen dann die leckeren Bärlauchspaghetti auf dem Tisch.

250 gr Spaghetti
1 große Hand voll frischer Bärlauchblätter
Olivenöl, Salz, Pfeffer
Die Spaghetti al dente kochen. Die Bärlauchblätter waschen und in feine Streifen schneiden. In einer Pfanne das Olivenöl erwärmen. Die kleingeschnittenen Bärlauchblätter kurz mitdünsten und die gekochten Spaghetti hinzugeben. Alles unter mehrmaligem Wenden erhitzen und sofort servieren. Denn der Bärlauch darf auf keinen Fall schwarz werden, da er dann sein gutes Aroma verliert.

3. Der Giersch oder Geißfuß (Aegopodium podagraia)

Wenn der allseits bekannte Satz: „Unkraut vergeht nicht" auf eine Pflanze zutrifft, dann auf den Giersch. Als vor vielen Jahre mein damaliger Garten vor allem mit Giersch zugewuchert war, begann ich damit, das zu ernten, was ich weder gesät, noch gehegt oder gepflegt hatte. Heute finde ich bei all meinen Kräutertouren ergiebige Bestände, ohne dass sie je von einem Menschen gesät wurden. Heerscharen von Gärtnern haben ihn schon verflucht – dem Giersch hat es

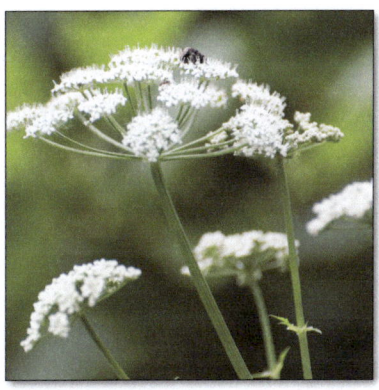

Die Gierschblüte

jedenfalls nicht geschadet. Allen Ausrottungsversuchen zum Trotz, kommt er im nächsten Jahr wieder. Welch eine unbändige Kraft muss diese Pflanze in sich tragen, dass sie so robust und kraftvoll jedes Jahr aufs neue erscheint. Wo er einmal Fuß gefasst hat, da lässt er sich nicht mehr so schnell vertreiben und das ist auch gut so. Beenden Sie Ihren Kleinkrieg im Garten. Sie können sich viel schweißtreibendes Unkrautjäten ersparen und den exzellenten Geschmack des Gierschs genießen. Die jungen Blätter lassen sich wie Gemüse zubereiten. Sie schmecken, mit jungen Brennnesseltrieben gemischt, weit besser als jeder Tiefkühlspinat. Gesund ist Giersch auch noch. Außerdem hat das Kraut noch einen Heiligen Namen: das „St. Gerhardskraut". Es ist somit auch mein Namensvetter. Vielleicht schmeckt es mir deshalb so gut.

„Das St. Gerhardskraut wächst im Garten wie von selbst, ohne Setzen und Aussäen, und ist in seiner Vermehrung so erfolgreich, dass es, wo es einmal Wurzeln geschlagen hat, nimmer herauszubekommen ist. Jedes Jahr braucht es mehr Boden, zum Nachteil der besseren Kräuter."

Klageschrift aus dem 17. Jahrhundert

Erkennungszeichen und Heilwirkung

In alten englischen Kräuterbüchern wird der Giersch auch Herb Gerhard genannt. St. Gerhard ist der Schutzpatron der Gichtkranken, was uns auch der lateinische Name podagraria (Podagra = Gicht) verrät. In einigen Gegenden wird das „Zipperleins- oder Gichtkraut" auch Geißfuß genannt, da die Blattform das Aussehen eines Geißfußes hat.

- 🌿 In alten Büchern wird bei Gicht ein Breiumschlag der frisch zerstampften oder gequetschten Blätter auf den befallenen Gelenken empfohlen.
- 🌿 Kräuterpfarrer Künzle empfiehlt, bei Gicht und Rheuma den Geißfuß als Tee zu trinken.
- 🌿 Da das Kraut große Mengen Kalium enthält, eignet es sich als harntreibendes Mittel und zum Ausschwemmen überschüssiger Wassereinlagerungen.

Wer den Giersch erst einmal kennen und lieben gelernt hat, findet ihn auf Schritt und Tritt in der Natur. Besonders wohl fühlt er sich im Halbschatten von Bäumen und Hecken sowie an Bach und Flussufern. Um eine Verwechselung mit anderen Pflanzen zu vermeiden, sollten Sie sich die nun folgenden Erkennungszeichen gut einprägen. Beobachten Sie auch das Wachstum der Pflanze vom zeitigen Frühjahr bis zur Blüte im Sommer.

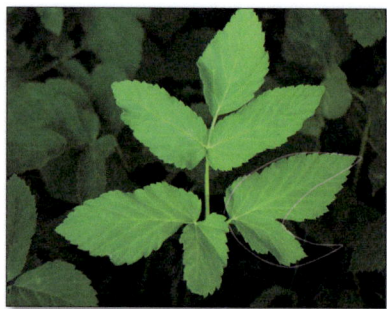

Der Geißfuß

- 🌿 Sehen Sie sich ganz genau den Blattstängel an, sie sind dreikantig.
- 🌿 Zerreiben Sie einen Stängel zwischen den Fingern, er riecht aromatisch und erinnert an Petersilie oder Sellerie.
- 🌿 Knabbern Sie am Stängel, er schmeckt aromatisch petersilienähnlich.

Verwendung in der Küche

Im Frühjahr gehören die unscheinbaren Blätter des Geißfußes zu den ersten Wildgemüsen. Als junges Gemüse schmeckt er auch am besten. In dieser Zeit esse ich große Mengen als Salat oder als Beigabe zu Salaten. Die beste Sammelzeit ist von April bis Mai. Später werden die Blätter zunehmend strenger im Geschmack. Sie eignen sich aber noch sehr gut als Würzkraut. Wenn die Pflanze blüht, sammle ich keine Blätter mehr, denn nun geht die ganze Kraft in die Blüte und zur Ausreifung der Samen.

- 🌿 Die frischen, jungen Blätter klein schneiden und anstelle der üblichen Küchenkräuter (Petersilie, Schnittlauch) verwenden.
- 🌿 Frische, ältere Blätter haben einen petersilienähnlichen Geschmack und eignen sich – kleingeschnitten – sehr gut als Würzkraut zur Verfeinerung von Suppen, Eintöpfen und Aufläufen. Zu diesem Zweck können sie auch vor der Blüte gesammelt und getrocknet werden.
- 🌿 Mit Brennnesseln gemischt, ergibt es einen wohlschmeckenden „Spinat". Die Blütendolde kann als essbare Dekoration dienen. Die ausgereiften Samenkörner können im Herbst geknabbert werden.

Auf einer Kräuterexkursion mit anschließendem Kräutermenue hatte ein Teilnehmer den Entschluss gefasst, den Geißfuß in seinem Garten anzubauen. Warnungen einiger Teilnehmenden zum Trotz hat der Herr einige Pflänzchen ausgegraben, um sie im heimischen Garten anzusiedeln. Wenn auch Sie mit diesem Gedanken spielen, dann beherzigen Sie meinen Tipp: Pflanzen Sie das Kraut in Kübeln und schneiden Sie im Sommer die Blütendolden mit ihren Samenkörnern ab. Somit verhindern Sie wirkungsvoll die unkontrollierte Verbreitung im Gartenbeet.

Giersch-Brennnessel-Quiche

1 P. Blätterteig
100 g Kräuter: Giersch und Brennessel gemischt
2 Zwiebeln
1 Ei
100 g Pizzakäse
1 B. Schmand, Öl zum Anbraten,
Mehl, Salz, Pfeffer, Muskat

Kräuter waschen und in Streifen schneiden, Zwiebeln fein hacken. Eine Auflaufform mit dem Blätterteig auslegen. Mit der Gabel mehrmals einstechen und mit etwas Mehl bestreuen. Die Eier mit dem Schmand verrühren, mit Salz, Pfeffer und Muskat würzen. Zwiebeln in einer Pfanne goldgelb dünsten. Die Kräuter dazugeben und zusammenfallen lassen. Das Gemüsegemisch abkühlen lassen und auf dem Teig verteilen. Die Eier-Schmand-Mischung über der Quiche verteilen und den Käse darüber streuen und bei 200° C 15 Minuten lang backen.

Alexander v. Humboldts Neunerlei Kräutersuppe

Alljährlich im Frühjahr pflegte der Naturforscher Alexander v. Humboldt eine zwei- bis dreiwöchige Kur mit der nach ihm benannten Suppe durchzuführen. Das Rezept für diese „Neunerlei Kräutersuppe" ist jedoch viel älter. Ich glaube, dass bereits die ersten Menschen auf unserem Kontinent sich stets mit dem ersten Grün des Jahres eine kräftigende, vitaminreiche Suppe kochten. Später, während der Christianisierung wurde daraus die „Gründonnerstagsuppe", eine Kultspeise, die während der Osterzeit gegessen wurde. Diese Suppe bestand immer aus neun verschiedenen Kräutern und ich vermute, dass von dieser Speise auch der Ausspruch „Ach du grüne Neune" abgeleitet ist. Je nach Landstrich variiert die Zusammensetzung zwar leicht, aber die magische Zahl von neun Pflanzen war wohl äußerst wichtig.

1 Zwiebel
2 EL Butter
2 EL Mehl
1 Liter Gemüsebrühe oder Wasser
200 g Kräutermischung
Salz, Pfeffer, Muskat

Nehmen Sie für die Kräutermischung Bärlauch, Brennnesseln, Giersch, Gänseblümchen, Gundermann, Schafgarbe, Löwenzahn, Spitz- oder Breitwegerich, Vogelmiere. Falls Sie das eine oder andere Heilkraut nicht finden, kann es z. B auch durch Huflattich, Wiesenschaumkraut (nur kleine Menge) oder Kerbel ersetzt werden.
Die Kräuter waschen, kleinschneiden. Die Zwiebel kleinschneiden. Die kleingeschnittene Zwiebel in der Butter kurz glasig dünsten, mit Mehl bestäuben, unter ständigem Rühren etwas Gemüsebrühe nachgießen und eine Mehlschwitze herstellen. Die Kräuter hinzufügen, kurz aufwallen lassen, würzen und mit etwas Sahne verfeinern.

Wildgemüse, Kräuter und Heilpflanzen im Sommer

4. Johanniskraut (Hypericum perforatum)

Das Johanniskraut ist ein Kind der Sonne, denn es bevorzugt sonnige, trockene Standorte. Im Sommer, dann, wenn die Lichtkräfte ihr Höchstmaß entfalten, ist es an der Zeit, Johanniskraut zu sammeln. Legen auch Sie sich jedes Jahr aufs neue einen Vorrat an Sonnenenergie für die kommenden, trüben Herbsttage zu. Schon seit Urzeiten wird Johanniskraut als eine besonders heilkräftige Pflanze angesehen, besonders dann, wenn es am Johannistag (24. Juni) gesammelt wird. Das Heilkraut war die Lieblingspflanze des berühmten Schweizer Arztes und Alchimisten Paracelsus, der im 16. Jahrhundert schrieb: „Seine Tugend kann gar nicht beschrieben werden, wie groß sie eigentlich ist und gemacht werden kann ... Ist nicht möglich, dass eine bessere Arznei für Wunden in allen Landen gefunden wird."

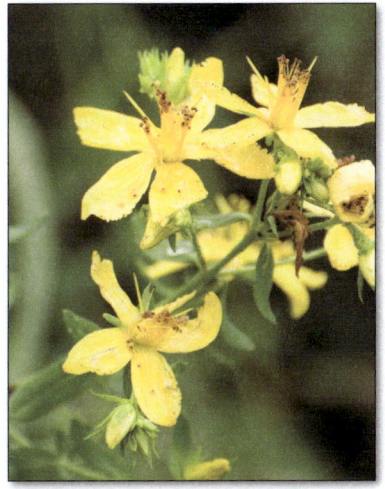

Johanniskraut

Bei germanischen und keltischen Sonnenwendfesten wurden aus dem „Sonnenwendkraut" Kränze und Gürtel geflochten und mit diesen um das Sonnenwendfeuer getanzt. Die Kränze wurden im Anschluss in die Glut geworfen, was die Menschen ein Jahr vor Krankheiten bewahren sollte. Im Zuge der Christianisierung wurde aus dem Sonnenwendfest das Johannisfest und aus dem Sonnenwendkraut das Johanniskraut. Der rote Farbstoff in den leuchtend gelben Blüten wurde als das Blut Johannes des Täufers gedeutet und fand deshalb als Blut- und Wundkraut Verwendung.

Seit dem Mittelalter zählt das Kraut zu den beliebtesten und bekanntesten Heilpflanzen bei den verschiedensten körperlichen und seelischen Beschwerden. Schon Paracelsus empfahl die Einnahme bei Depression. „Jeder Arzt sollte wissen, dass unser Herrgott ein großes Geheimnis in das Kraut hinein gelegt hat, um Geister und Fantasien, die Menschen an den Rand der Verzweiflung bringen, zu besiegen."

Viele Anwendungsbereiche aus der alt überlieferten Volksheilkunde konnten in der Neuzeit durch pharmakologische Untersuchungen bestätigt werden. Heute wenden wir Johanniskraut vor allem zur Beruhigung des Nervensystems, bei Schlaflosigkeit und bei Depression an. Der Hauptwirkstoff, das Hypericin, wirkt stimmungsaufhellend ohne Sucht zu erzeugen. Sehr hilfreich wirkt Johanniskraut in stressigen Zeiten (Prüfungsstress), da es nicht das Zentralnervensystem dämpft. Selbstverständlich bedarf es bei seelischen Störungen einer fachkundigen Beratung und Behandlung.

Bevor Sie aber damit beginnen, sich Johanniskraut einzuverleiben, noch ein paar wichtige Hinweise:

- Das Johanniskraut hat sehr viel Sonnenenergie gespeichert und lässt deshalb die Haut lichtempfindlich werden. Besonders bei der Einnahme hochdosierter Pflanzenpräparate sollten Sie allzu starke Sonneneinstrahlung und Solarien meiden.
- Die positive Wirkung tritt erst nach ein paar Wochen regelmäßiger Einnahme ein.

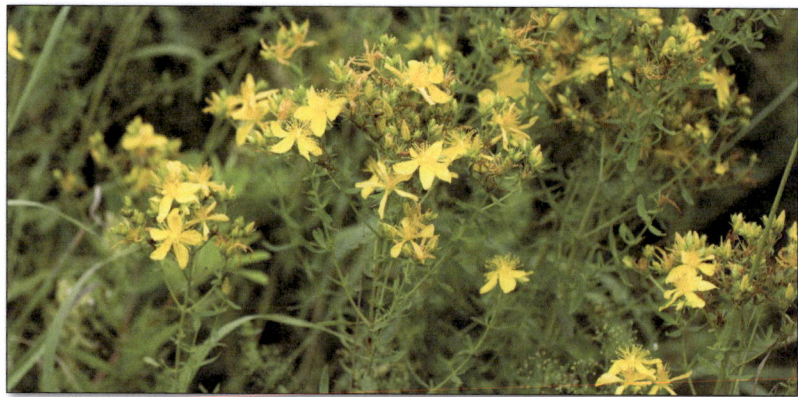

Johanniskraut speichert sehr viel Sonnenenergie

- Die hochdosierte Einnahme eines Pflanzenpräparates kann die Wirksamkeit anderer Medikamente (Asthma- und Herzmedikamente) oder auch die der Antibabypille herabsetzen.

Unverwechselbare Erkennungszeichen

Da in Deutschland mehrere verschiedene Johanniskrautarten gedeihen und nur das echte Johanniskraut (Hypericum perforatum) hochwirksam ist, sind die nun folgenden sicheren Erkennungszeichen wichtig:

- Zerreiben Sie eine der goldgelben Blütenknospen zwischen den Fingern, sie müssen sich vom Hypericin, dem rubinroten Farbstoff, rot färben.
- Wenn Sie die Blätter des Johanniskrautes gegen das Licht halten, sehen sie perforiert (perforatum) aus. Diese Pünktchen sind Öldrüsen, weshalb das Heilkraut auch noch Tüpfel-Johanniskraut genannt wird.
- Die Pflanzenstängel sind kahl und weisen zwei Längskanten auf.

Die Heilwirkung

Die lichten Kräfte des Johanniskrautes wirken stimmungsaufhellend, antidepressiv und aktivieren den Zellstoffwechsel. Johanniskraut reduziert die Auswirkungen von Stress, fördert einen gesunden Schlaf, wirkt schmerzhemmend und wundheilend. Es ist hilfreich bei Schürfwunden, Verspannungen, Muskelzerrungen und ist ein gutes Hautpflegemittel bei entzündeter, geröteter, rissiger Haut.

Johanniskrautöl

Eine sehr bekannte Zubereitungsart des Johanniskrautes ist das Rot- oder Johanniskrautöl. Man sammelt hauptsächlich die Blüten und Blütenknospen, denn diese enthalten den größten Anteil an Hypericin, der dem Öl seine rubinrote Färbung verleiht. Ich erinnere mich noch sehr genau daran, dass meine Mutter jedes Jahr aufs Neue ein Glas mit der Pflanzen-Ölmischung auf einer sonnigen Fensterbank stehen hatte.

Das Öl wirkt ausgezeichnet bei der Behandlung von Hautproblemen, äußerlichen Verletzungen, Schürfwunden, Stoßverletzungen, leichten Verbrennungen. Bei stärkeren Verbrennungen hingegen auf keinen Fall Öl auftragen, sondern zum Arzt gehen. Als Massageöl entfaltet es eine entspannende Tiefenwirkung. Bei Spannungskopfschmerzen mit dem Rotöl leicht die Stirn massieren.

Die Blütenbüschel (es können auch ein paar Blättchen dabei sein) in ein helles, lichtdurchlässiges, weithalsiges Glas füllen. Mit einem hochwertigen Sonnenblumen- oder Olivenöl übergießen, bis alle Pflanzenteile bedeckt sind, und fest verschließen. Nach drei Wochen in der Sonne stehend kann das Öl vorsichtig abgeseiht werden. Einen eventuell vorhandenen Bodensatz nicht mit abfüllen. Tägliches leichtes Schütteln verhindert das Schimmeln von Pflanzenbestandteilen, die aus dem Öl vielleicht herausragen.

Bei Kopfschmerzen die Stirn mit dem Rotöl einreiben. Bei immer wiederkehrenden Kopfschmerzen kann auch vorbeugend Johanniskrauttee getrunken werden. Auch Mädesüßtee ist sehr wirksam bei Kopfschmerzen und Migräne. Es versteht sich von selbst, dass die Ursachen der Schmerzen mit einem Arzt geklärt werden müssen. Auch das Erlernen von Qigong Entspannungsübungen ist sehr hilfreich. Siehe mein Buch „Glücklich und gesund mit Qigong", ISBN: 978-3-8370-2040-3.

Johanniskrauttee

Einen Teelöffel des getrockneten Krautes (hauptsächlich Blüten und Knospen) mit heißem Wasser übergießen, zehn Minuten ziehen lassen, abseihen und dreimal täglich eine Tasse trinken. Bei depressiven Verstimmungen kurmäßig mindestens sechs Wochen lang trinken.

Johanniskraut-Glückslikör

In Dänemark ist in dunklen, kalten Tagen ein spezieller Johanniskrautlikör sehr beliebt. Wenn sich die Damen zu ihrem Kaffeekränzchen oder zum Kartenspielen treffen, knabbern sie mit viel Freude an den zuvor in den Likör getauchten Plätzchen oder Kuchen. Die Stimmung soll dabei immer gut sein. Da die stimmungsaufhellende Wirkung des Hypericins erst nach ein paar Wochen regelmäßiger Einnahme eintritt, wird wohl der Alkohol sein Eigenes zu der guten Laune beigetragen haben.

Sammeln Sie die oberen Pflanzenteile. Am wirkungsvollsten sind die Blüten und die Blütenknospen. Es dürfen auch ein paar Blätter dabei sein. Füllen Sie das Johanniskraut in eine weithalsige Flasche und gießen Sie so viel 40%igen Alkohol darüber, bis alle Pflanzenbestandteile bedeckt sind. Wenn Sie die Mischung täglich leicht schütteln, erhält die Essenz bereits nach ein bis zwei Wochen eine rote Färbung und kann abgeseiht werden. Je nach Geschmack kann der Likör noch mit Kandiszucker oder Honig gesüßt werden.

5. Das Mädesüß (Filipendula ulmaria)

In der Jahresmitte beginnt die Blütezeit des Mädesüß. Dann kann man das Kraut schon von weitem an seinen cremeweißen Blüten erkennen. Auf nassen Wiesen und an Flussläufen wächst es oft in großen Massen und die flauschigen Blütenbüschel erheben sich über alle anderen Pflanzenteile. Die Blüten verströmen einen intensiven, aromatischen Geruch und beherbergen meist ein paar kleine schwarze Käferchen. Diese sind völlig harmlos, lassen Sie sich deshalb nicht davon abschrecken, an den Blüten zu schnuppern oder sie zu sammeln. Zerreiben Sie auch einmal eins der Blätter, auch diese haben einen interessanten Geruch.

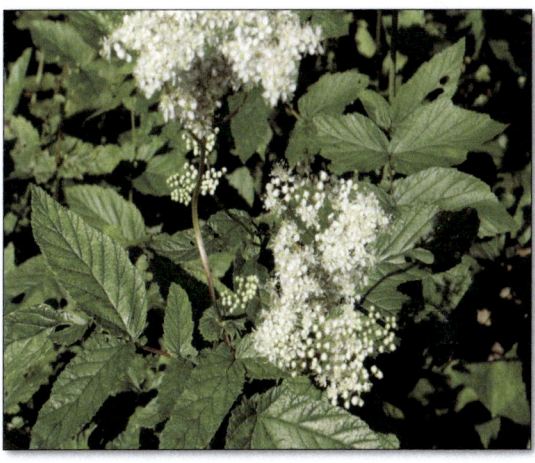

Filipendula ulmaria – Mädesüß oder die „Wiesenkönigin"

Bereits bei den Druiden galt das Mädesüß als eine heilige Pflanze und vielerorts wird das Heilkraut auch heute noch Wiesenkönigin genannt. Botaniker ordnen es in die große Familie der Rosengewächse ein. Der Name Mädesüß hat aber nichts mit einem süßen Mädchen zu tun, sondern er ist von Met-Süße abgeleitet. Noch bevor die Römer den Wein in unsere Heimat brachten und bevor die Bierbraukunst ihre Blütezeit erreichte, tranken unsere Vorfahren den Met (Honigwein). Da Met, durch den enthaltenen Honig, von Natur aus süß ist, sollte die „Metsüße" den eher flachen Geschmack des Getränks aufbessern, also aromatisieren. Da das beliebte Getränk der alten Germanen und Wikinger reichlich Alkohol enthielt, hinterließ es so manchen Brummschädel, weshalb findige Naturkenner das Mädesüß zur besseren Verträglichkeit beifügten. Mädesüß enthält nämlich Salicylsäure, ein natürliches Schmerzmittel. Somit wurde dem berauschenden Getränk gleich schon das „Aspirin der Wiese" beigefügt. Eine geniale Idee. Im Jahre 1838 gewann man zum ersten Mal aus dem Mädesüß die Salicylsäure. Es war deshalb zusammen mit der Weidenrinde – welche auch Salicylsäure enthält – ein wichtiger Rohstoff für die ersten Schmerzmittel.

In Vergessenheit gerieten diese natürlichen Heilmittel, als es gelang, Schmerzmittel (Acetylsalicylsäure) künstlich herzustellen. Damals ordnete man das Mädesüß noch den Spiersträuchern (Spiraea) zu, wovon dann auch der Markenname Aspirin abgeleitet wurde. Das „A" steht für Acetyl und „spirin" für die Spiraea.

Erkennungszeichen und Heilwirkung

- Die Wiesenkönigin oder Spierstrauch ist eine auffallend große Staude. Die Stängel der Pflanze haben eine rötliche Färbung und die Blätter sehen denen der Ulme ähnlich, daher der wissenschaftliche Name „ulmaria": Aber wer kennt heute denn noch das Aussehen eines Ulmenblattes?
- Die flauschigen Blütenbüschel mit ihrem intensiven, aromatischen Geruch, die meistens kleine schwarze Käferchen beherbergen, sind markant.
- Den charakteristischen, würzigen Geruch der Blüten sowie der zerriebenen Blätter werden Sie nicht mehr vergessen.
- Betrachten Sie ganz genau die Pflanzenblätter. An den seitlichen Ästen befinden sich schön aufgereiht große Blätter, zwischen denen sich zahlreiche Miniblättchen befinden. Diese interessante Laune der Natur ist ein gutes Erkennungszeichen, um das Mädesüß auch vor der Blütezeit sicher zu erkennen.

Das Mädesüß wird traditionell als harn- und schweißtreibendes Mittel bei rheumatischen Erkrankungen sowie als Grippemittel angewandt. Deshalb ist Mädesüß ein Bestandteil vieler käuflicher Grippe-, Erkältungs-, und Rheumatees. Hilfreich ist das Kraut auch bei Magenschleimhautentzündungen, es soll die übermäßige Produktion von Magensäure eindämmen, Sodbrennen verhindern, während eine grobe Überdosierung jedoch Magenbeschwerden hervorrufen kann. Auch hier gilt der Satz: „Die Dosis macht das Gift."

Sammeln

Sammeln Sie Ihren Wintervorrat während der Blütezeit im Juni bis August. Schneiden Sie die blühenden Sprossspitzen ab und schütteln Sie dann die eventuell vorhandenen Untermieter (kleine Käferchen) aus den Blüten heraus. Beim Trocknen an einem schattigen, luftigen Ort (Balkon) hat das eine oder andere Tierchen noch genügend Gelegenheit zu verduften. Neben den Blütenständen dürfen auch ein paar Blätter an den Sprossspitzen verbleiben.

Mädesüßtee

Der Teeaufguss verbreitet nicht nur an kalten Wintertagen einen herrlichen Duft, er vertreibt auch lästige Erkältungskrankheiten. Durch seinen Gehalt an Salizylsäure hat der Tee eine positive Wirkung bei Kopfschmerzen und Fieber und wirkt gegen Rheumatismus. Mädesüßtee ist bei fiebrigen Erkältungskrankheiten – immer dann, wenn eine Schwitzkur erwünscht ist – angebracht.

Auch bei leichten Kopfschmerzen kann ein Mädesüßtee die Aspirintablette ersetzen. Im Gegensatz zu einer Tablette mit standardisierter Wirkstoffkonzentration ist bei dem Teeaufguss eine gewisse Bandbreite des Wirkstoffgehalts mit zu berücksichtigen. Je nach Jahreszeit, Erntezeit, Standort der Pflanze, Wetter usw. unterliegt der Wirkstoffgehalt natürlichen Schwankungen. Da es bei grober Überdosierung zu Magenbeschwerden kommen kann, sollten Sie die Dosierung mit einem Arzt oder Heilpraktiker abklären. Dies ist vor allem bei längerer Einnahme empfehlenswert.

- Für eine Tasse Tee ein bis zwei Teelöffel Mädesüß mit kochendem Wasser überbrühen und nach zehn Minuten abseihen. Drei bis vier Tassen davon, über den Tag verteilt, möglichst warm trinken.
- Schweißtreibend wirkt auch eine Mischung (zu gleichen Teilen) aus Mädesüß, Holunder und Lindenblüten.

Weitere Verwendungsmöglichkeiten:

- Im Frühjahr, wenn die Blättchen des Mädesüß noch ganz jung und zart sind, bereichern sie, klein geschnitten, jeden Frühjahrssalat. Wenn Sie die Pflanze im Frühjahr jedoch nicht zu 100 Prozent sicher erkennen können, empfehle ich Ihnen, sich zur Blütezeit den Standort des Krautes, die Erkennungszeichen der Blätter und den markanten Geruch einzuprägen.
- Die jungen Blätter können wie Spinat – auch mit Brennnesseln und Giersch gemischt – zubereitet werden.
- Das Mädesüß eignet sich nicht nur zum Aromatisieren von Met. Probieren Sie auch mal eine Wiesenköniginnen-Bowle. Dazu zwei bis drei frisch geerntete Blütenbüschel in ein Bowlengefäß geben und ein Liter Sekt darübergießen oder in Weißwein ziehen lassen und vor dem Genießen noch mit Sprudel auffüllen. Eine alkoholfreie Variante lässt sich mit Apfelsaftschorle und dem Saft einer Zitrone herstellen. Das Kraut jeweils gut eine Stunde ziehen lassen.
- Die englische Königin Elisabeth I liebte den Geruch der Wiesenkönigin weshalb das Kraut verschiedenen Duftpotpourris beigemischt wurde. Auch ich mag den angenehmen Duft dieser Pflanze, er ist mir allemal lieber als irgendeine synthetische Duftkomposition.

6. Die Schafgarbe (Achillea millefolium)

„Warum heißt die Schafgarbe eigentlich Schafgarbe? Hat das etwas mit Schafen zu tun?", werde ich immer wieder gefragt. Tatsächlich wird der deutsche Pflanzenname von der Beobachtung der Schäfer abgeleitet, dass kranke Schafe vermehrt Schafgarbe fressen und sich damit instinktiv heilen. Der zweite Namensteil „garbe" ist abgeleitet von dem althochdeutschen „Garwe", was so viel wie Gesundmacher heißt. Das Kraut ist aber nicht nur ein Schafgesundmacher, es heilt auch den Menschen.

Der lateinische Name „Achillea" ist benannt nach dem griechischen Held Achilleus, der sich der Sage nach im Kampf um Troja an der nach ihm benannte Sehne verletzte. Keine Geringere als die Göttin Aphrodite riet ihm, seine Verletzungen mit der Schafgarbe zu heilen. Andere Quellen weisen darauf hin, dass der heilkundige Zentaur Chiron (die Sagengestalt halb Pferd / halb Mensch) auf die Heilkräf-

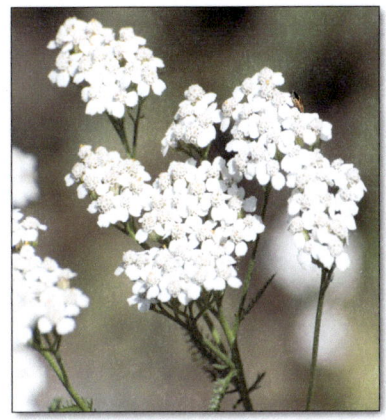
Die Blüten der Schafgarbe

te dieser Pflanze hingewiesen hat. Wie dem auch sei, besitzt das Heilkraut tatsächlich eine desinfizierende und wundheilende Wirkung. Seit Jahrtausenden gilt die Schafgarbe als das beste Mittel, um blutende Wunden zu heilen. Auch Hildegard von Bingen empfahl seinerzeit die Schafgarbe bei Verletzungen:

„Wenn ein Mensch durch einen Stich verwundet wird, so binde man die warme Schafgarbe, nachdem die Wunde mit Wein gewaschen und die Schafgarbe in Wasser gekocht und danach ausgepresst wurde, über jenes Tuch, das über der Wunde liegt."

Die zarten, filigranen, „tausendblättrigen" (= millefolium) Blätter der Pflanze werden auch „supercilium veneris" (= Augenbraue der Venus) genannt, was auf die Verwendung in der Frauenheilkunde hinweist. Pfarrer Kneipp war davon überzeugt, dass den Frauen viel Unheil erspart bliebe, würden sie ab und zu einmal nach der Schafgarbe greifen. Tatsächlich ist das „Blutstillkraut" auch hilfreich bei inneren Blutungen. Schafgarbentee wirkt regulierend bei unregelmäßiger, zu starker oder zu schwacher Monatsblutung. Die Achillea tonisiert die Beckenorgane der Frau, sie erwärmt den Unterleib, wirkt entkrampfend, stärkt die Nieren und die Blase. Deshalb unterstützt die Schafgarbe die Behandlung von Blasenschwäche, Blasenentzündung, Krämpfe während der Periode sowie Wechseljahrsbeschwerden. Allgemein wirkt der Schafgarbentee entspannend für Körper, Geist und Seele, wundheilend, blutstillend, entzündungshemmend und entkrampfend.

Erkennungszeichen

❧ Prägen Sie sich das Aussehen der weißen Blütendolden (tellerförmige Blütenstände) gut ein. Zur gleichen Zeit blüht auch die wilde Möhre und von Weitem könnte man beide verwechseln. Eine Verwechselung wäre zwar nicht tragisch, denn die Urform der Gartenmöhre ist essbar. Aber in unseren Breitengraden gibt es noch zahlreiche giftige Pflanzen (z. B. den Schierling), welche ebenfalls Blütendolden bilden. Die Möhre ist übrigens gut an einem dunkelvioletten Punkt in der Doldenmitte, dem „Mohr", zu erkennen, außerdem bildet die verblühte Dolde ein „Fäustchen".

❧ Wenn Sie eine Blüte der Schafgarbe zwischen den Fingern zerreiben, entfaltet sich ein intensiver, aromatischer Geruch.

Ernte

Zum Trocknen erntet man das Kraut während der Blütezeit. Sammeln Sie einen großen, langstieligen Blütenstrauß und hängen Sie ihn kopfüber an einen trockenen, schattigen und luftigen Ort. Wenn der Strauß gut ausgetrocknet ist, die feinen Blättchen abstreifen und die Blütendolde abbrechen. Dies ergibt einen sehr hochwertigen Tee, denn die aussortierten, holzigen Stängel sind nicht so wirkstoffreich wie die Blütenstände.

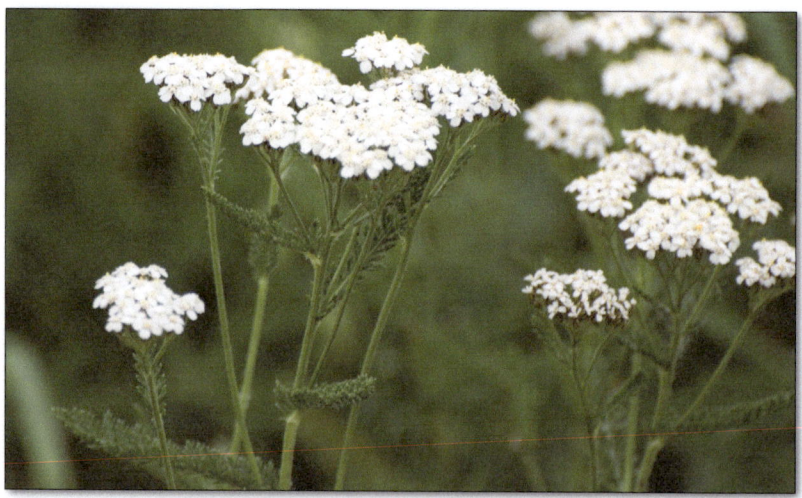

Schafgarbe – der „Gesundmacher"

Achtung! Es kommt zwar selten vor, aber wenn Sie bei der Ernte der Scharfgarbe eine Hautreizung feststellen, sollten Sie sie nicht als Heilmittel nutzen.

Schafgarbentee: Heilwirkung & Anwendung

Allgemein wirkt Schafgarbentee entspannend für Körper, Geist und Seele. Die Bitterstoffe regen Leber und Galle an und unterstützen die Verdauung. Der Tee wirkt entzündungshemmend, antiseptisch, verdauungsfördernd und ist hilfreich bei Durchfall und bei Blähungen.

Schafgarbentee stärkt die Beckenorgane der Frau, wirkt entkrampfend, stärkt Nieren und Blase. Deshalb unterstützt die Schafgarbe die Behandlung von Blasenschwäche, Blasenentzündung und Krämpfen während der Periode. Selbstverständlich sollte aber auch bei allen Beschwerden im Unterleib eine eindeutige Diagnose durch einen Arzt oder Heilpraktiker erfolgen. Zusätzlich zum Teeaufguss ist auch ein Schafgarbensitz- oder -vollbad empfehlenswert.

Bei äußerlichen Verletzungen wirkt ein in Schafgarbentee getauchtes und auf die Verletzung gelegtes Tuch wundheilend, blutstillend und entzündungshemmend.

Der Teeaufguss

Pro Tasse zwei gehäufte Teelöffel Schafgarbenkraut mit kochend-heißem Wasser übergießen und nach fünf bis zehn Minuten absehen. Als vierwöchige Kur täglich zwei bis drei Tassen Tee trinken. Am besten immer frisch überbrühen, da der Tee schnell oxidiert (dunkel wird) und dann nicht mehr so wertvoll ist.

Achtung! Vermeiden Sie aber immer eine Überdosierung sowie auch die Einnahme über einen Zeitraum von mehr als sechs Wochen, da der Wirkstoff Thujon in Überdosierung schwach giftig wirkt.

Das Schafgarbenbad

Für ein Vollbad 80 g Schafgarbe mit kochendem Wasser übergießen und 20 Minuten ziehen lassen. Die abgeseihte Flüssigkeit dem Vollbad hinzugeben. Die Badedauer im ca. 39° C warmen Vollbad sollte 10 bis 15 Minuten dauern. Eine anschließende Bettruhe von mindestens einer Stunde ist empfehlenswert. Für ein Sitzbad entsprechend weniger Schafgarbe verwenden.

Weitere Verwendungsmöglichkeiten

Wenn Sie mit dem Aussehen des Heilkrautes erst einmal vertraut sind, werden Sie im zeitigen Frühjahr überall auf Wiesen, Rainen sowie an Weg- und Ackerrändern die saftig grünen Schafgarbenblättchen sprießen sehen. Sie sind eine Delikatesse als Salatbeigabe und bereichern als Würze jede Suppe, Eintopf oder Gemüse.

Übrigens wurde vor der Einführung des „deutschen Reinheitsgebotes" in der Bierbrauerei neben vielen anderen Kräutern wie z. B. der Brennnessel auch die Schafgarbe hinzugegeben.

Im deutschen Volksglauben war die Schafgarbe ein Bestandteil der zu Mariä Himmelfahrt geweihten Kräutersträuße, welche, im Haus aufbewahrt, vor allerlei Unheil bewahren sollte.

7. Der Holunder (Sambucus nigra)

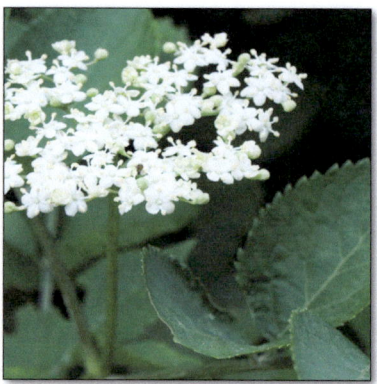

Auch wenn der Holunder wegen seiner Größe kein Heilkraut ist, so darf er doch in keinem Kräuterbuch fehlen. Auch bei meinen Kräuterwanderungen, ob im Frühjahr zur Zeit der Blüte oder im Herbst, wenn die Früchte reif sind, gehe ich nicht achtlos an ihm vorbei. Der Holunder oder Holler ist eins der wichtigsten Naturheilmittel und sollte in jeder Hausapotheke vorhanden sein. Da man bei Ausgrabungsarbeiten von Steinzeitsied-

Holunderblüte und Blätter

lungen Samenkörner des Holunders fand, gehen Forscher davon aus, dass man schon damals Holunderbeeren zu Mus kochte und verspeiste. Den Germanen und Kelten war der Hollerstrauch heilig, weshalb es niemand wagte, ihn zu fällen. Noch im letzten Jahrhundert war es in einigen Gegenden üblich, beim Vorbeigehen an einem Holunderstrauch den Hut zu ziehen

Mythologie

Kaum ein anderes Gewächs in Europa ist mit so viel Mythologie verbunden. Der Hollerstrauch ist nach der holden Germanengöttin Holla oder Holda benannt, die den Menschen freundlich gesonnen ist. Die Göttin, welche uns noch aus dem Märchen Frau Holle bekannt ist, konnte Mensch und Tier beschützen und heilen. Diese Fähigkeit zur Heilung besitzt auch der damals sehr verehrte Hollerstrauch.

Aus Überlieferungen ist bekannt, dass sich Menschen noch bis ins 18. Jahrhundert hinein scheuten, einen Holunder zu fällen. Und wenn es nicht vermeidbar war, wurde der Baum um Verzeihung gebeten und ein Opfer erbracht. Nach der Christianisierung waren es zwar unter Strafe verboten, unter Bäumen zu beten oder zu opfern, aber der Respekt und die Achtung vor den alten Naturgöttern waren immer noch präsent. Der Glaube, dass ein Holunderstrauch vor Blitzschlag schützt, war in vielen Ländern Europas verbreitet. Ein Hollerbusch gehörte zu jedem Bauernhaus, man nutzte die Früchte als Heil- und Färbemittel und glaubte daran, dass der gute Pflanzengeist das Haus sowie seine Bewohner vor Feuer, Blitzschlag und Zauberei schützt. Eine beliebte Kultspeise waren die in der Johannisnacht gepflückten, in Butter gebratenen und verspeisten Holunderdolden. Sie sollten das ganze Jahr vor Fieber und Erkältung schützen.

Ich glaube, dass die Menschen intuitiv schon immer wussten, wie wertvoll und heilkräftig der Holler ist. Wegen der oftmals als Aberglauben angesehenen Kräfte war die moderne Medizin allerdings lange skeptisch. Die positive Wirkung als schweißtreibendes, immunsteigerndes Hausmittel konnte aber bestätigt werden. Vom Holunder wurden früher Wurzeln, Rinde, Blätter, Blüten und Früchte genutzt. Heute verwendet man hauptsächlich die Blüten und den Saft der Beeren.

Erkennungszeichen

Der schwarze Holunder wächst als kleiner Baum und wird etwa sieben Meter hoch. Die Blütenstände sind doldenförmig (kleine tellerförmig angeordnete Blüten) und bis zu 30 cm im Durchmesser. Im Frühjahr (Mai bis Juni) sind die gelblich weißen Blütendolden schon von Weitem zu erkennen. Die Blüten verströmen einen sehr aromatischen, süßlichen Duft. Wer einmal ausgiebig an den Blüten geschnuppert hat, wird den Duft nicht mehr vergessen und wenn Sie dann auch noch ein paar Holunderküchlein verspeist haben, werden Sie den Holler lieben.

Der Hollerbusch trägt vom August bis September schwarze Beeren, woher sich der Name „nigra" ableitet. Die aus zahllosen Einzelblüten bestehenden Dolden sind während der Blütezeit nach oben gerichtet und lassen durch das Gewicht der Beeren im Herbst die Köpfe hängen. Früher nannte man die Früchte auch „Fliederbeeren" und den Tee aus den Blüten „Fliedertee". Als jedoch ab dem 16. Jahrhundert der heute als Flieder (Syringa vulgaris) bekannte Zierstrauch in den vornehmen Gärten Einzug hielt, wurde der Name Flieder auf diesen übertragen.

Die Heilwirkung

Der Fruchtsaft ist ein gutes Stärkungsmittel für den Winter. Gegen Husten, Grippe und Erkältungskrankheiten ist der Holunder eines der besten Mittel. Der Saft galt früher als eine Universalmedizin auch bei rheumatischen Erkrankungen und Stoffwechselstörungen. Holundersaft wirkt schweißtreibend, schleimlösend, er soll Herz-Kreislauferkrankungen vorbeugen und das Krebsrisiko senken.

Überwiegend in den Schalen der reifen Beeren befindet sich der rot-violette Farbstoff Sambucyanin. Dieser sekundäre Pflanzenstoff gilt heute als „Radikalenfänger", da er die Zellmembranen vor freien Radikalen schützt und so Alterungsprozesse des Körpers verlangsamt. Der Saft der reifen Beeren wurde früher auch zum Färben von Leder, Stoffen und der Haare verwandt. Heute gewinnt dieser natürliche Farbstoff in der Lebensmittelindustrie wieder an Wert. Es ist ein natürlicher und zudem noch gesunder Farbstoff. Vor allem Süßigkeiten und Molkereiprodukte werden mit eingedicktem Holunderbeersaft rot gefärbt.

Holunderblütentee

Holunderblütentee wirkt schweißtreibend und stärkt das Immunsystem des Körpers. Der Tee ist sehr zu empfehlen bei Grippe, Schnupfen, Erkältungskrankheiten und Bronchitis. Die Blütendolden müssen jedoch schnell an einem schattigen, warmen Ort getrocknet werden. Dauert der Trockenvorgang zu lange, werden sie schnell braun. Werden sie nicht genügend getrocknet, können die Blüten schimmelig werden.

Ein bis zwei Teelöffel Holunderblüten mit ¼ Liter kochendem Wasser übergießen und fünf bis zehn Minuten ziehen lassen abseihen und möglichst warm in kleinen Schlucken trinken. Bei Erkältungskrankheiten drei bis vier Tassen täglich, am besten gut zugedeckt im Bett trinken. Gut wirksam ist auch eine Mischung mit Lindenblüten im Verhältnis 1:1.

Hollerküchlein

4 – 8 Holunderdolden
150 g Dinkelmehl
¼ ltr. Milch (oder Sprudel, Bier, Sekt)
1 Ei
1 P. Vanillezucker
Rohrohrzucker, Salz

Pflücken Sie erst kurz vor dem Essen saubere, frisch aufgeblühte Dolden, pro Person je nach Appetit ca. 1 - 4 Stück.

Verrühren Sie die Zutaten zu einem nicht zu dicken Eierkuchenteig (vielleicht haben Sie auch ein Spezialrezept).

Nun die Dolden in den Teig tauchen und in einer Pfanne mit etwas Fett ausbacken.

Die dicken Stängel mit einer Schere abschneiden und die Hollerküchlein von der anderen Seite backen.

Apfel-Holunder-Schorle

Weit verbreitet sind Rezepte, bei denen frisch gepflückte Holunderblüten Getränken eine besondere Note verleihen. Dazu werden die Blütendolden ein paar Stunden bis hin zu einigen Tagen in Flüssigkeiten eingelegt. Ganz einfach ist folgendes Rezept:

2 Liter Apfelschorle in ein Bowlegefäß geben und je nach Größe zwei bis vier Holunderdolden hinzufügen.

Eine halbe unbehandelte Zitrone in Scheiben schneiden und hinzugeben.

Zwei bis vier Stunden kühl stellen und genießen.

Verwendungsmöglichkeiten der Holunderbeeren

Reife Holunderbeeren enthalten viel Vitamin A, das B-Vitamin Niazin, Vitamin C sowie Mineralstoffe, Gerbstoffe und Fruchtsäuren. Sammeln Sie die Beeren, wenn sie tiefschwarz sind. Sie müssen sich allerdings beeilen, da auch die Vögel die Beeren zum Fressen gern haben.

Aus Holunderbeeren können Saft und Marmelade hergestellt werden. Vor dem Kochen müssen allerdings die Stiele entfernt

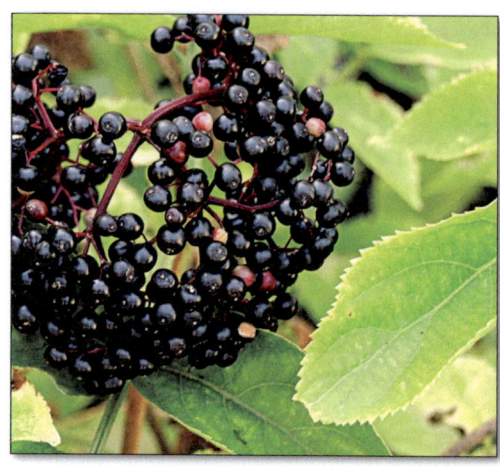

Die vitaminreichen Holunderbeeren sind tiefschwarz

werden. Dazu können Sie eine Gabel verwenden, mit der die Beeren abgezupft werden. Oder mit der schnelleren Technik: In jede Hand eine Dolde nehmen und über dem Kochtopf die Beeren vorsichtig gegeneinander reiben. Diese fallen dann in den Topf und können gleich gekocht werden. Auch sollten möglichst keine grünen Beeren mitgekocht werden, da sie unbekömmlich sind. Um den Geschmack zu verbessern, können Zitronenschalen, Nelken, Zimt oder eine Vanilleschote hinzugegeben werden.

Achten Sie bei der Verarbeitung der Früchte auf Ihre Kleidung. Der Saft ist ein gutes Färbemittel.

Holunderlikör

1 kg Holunderbeeren
¼ Liter Wasser
1 Zimtstange und / oder 1 Vanilleschote
400 g Kandiszucker oder Honig
½ Liter Doppelkorn

Holunderbeeren von den Stängeln trennen. Mit dem Wasser und der Zimtstange aufkochen, bis die Beeren zerplatzt sind. Durch ein Tuch abseihen und erkalten lassen. Weithalsige Flaschen zur Hälfte mit dem abgekühlten Saft befüllen, den Kandiszucker (oder Honig) sowie den Doppelkorn hinzufügen. Die Flaschen öfter mal leicht schütteln, bis sich der Kandis aufgelöst hat. Bei Bedarf an kalten Winterabenden mit etwas heißem Wasser verdünnt trinken.

Oder probieren Sie auch einmal die Variante aus Norddeutschland, den Holundergrog. Hierfür muss der Saft länger geköchelt und eingedickt werden. Der entstandene Holunderdicksaft wird dann bei Bedarf, wie bei Grog üblich, mit heißem Wasser und Rum gemischt.

Holundersaft – auch für Kinder geeignet

Holunderbeeren
¼ Liter Wasser
Zucker

Holunderbeeren von den Stängeln trennen und mit etwas Wasser aufkochen, bis die Beeren zerplatzt sind. Durch ein Tuch seihen und erkalten lassen. Mit der gleichen Menge Zucker wieder zehn Minuten lang kochen, den Schaum abschöpfen und heiß in sterile Flaschen füllen. Bei Bedarf mit etwas heißem Wasser verdünnt trinken.

Wer keinen Zucker zur Konservierung benutzen möchte, kann den puren Holundersaft erkalten lassen und in Eiswürfelbereiter füllen. Bei Bedarf einfach einen Holundereiswürfel mit heißem Wasser übergießen und etwas Honig hinzugeben. Beachten Sie aber, dass der Honig nicht über 40° C erhitzt wird, da ansonsten wichtige Inhaltsstoffe zerstört werden.

Warnhinweise und Verwechslungsmöglichkeiten

In allen Pflanzenteilen, in Wurzeln, Rinden, Blättern und den unreifen Beeren ist das giftig wirkende Glykosid Sambunigrin enthalten. Auch der Verzehr von rohen, reifen Früchten kann zu Symptomen von Erbrechen bis hin zu starkem Durchfall führen. Ein Bekannter von mir, der zwei Gläser frisch gepressten, ungekochten Saft trank, musste später in die Notaufnahme des Krankenhauses eingeliefert werden. Dieses Erlebnis ist leicht zu vermeiden, denn durch Erhitzen zerfällt das Glykosid und verliert seine Giftigkeit.

Der Schwarze Holunder (Sambucus nigra)

Der schwarze Holunder wächst als kleiner Baum und wird etwa fünf bis sieben Meter hoch. Er trägt von August bis September schwarze Beeren, woher sich der Name „nigra" ableitet. Die Blütenstände sind doldenförmig (tellerförmig) nach oben gerichtet und lassen durch das Gewicht der Beeren im Herbst die Köpfe hängen.

In unseren Breitengraden gedeihen neben dem hier beschriebenen, heilkräftigen schwarzen Holunder (Sambucus nigra) noch zwei weitere Arten, welche für Heilzwecke ungeeiget sind.

1. Der Zwergholunder

Der giftige Verwandte Sambucus ebulus (Zwergholunder) ist gut an seinem Zwergenwuchs von ca. einem halben bis einem Meter zu erkennen. Wenn Sie ein Blatt zwischen den Fingern zerreiben, ist der Zwergholunder auch an seinem widerlichen Geruch zu erkennen.

2. Der Traubenholunder

Der ebenfalls giftig wirkende Sambucus racemosa (Traubenholunder) hat traubenförmige Blütenstände und ist im Herbst an seinen korallroten (in Trauben angeordnete) Früchten gut zu erkennen. Dieser Strauch ist auch etwas kleiner und zierlicher (drei bis fünf Meter) als der schwarze Holunder. Sogar im Winter, wenn die Bäume kahl sind, kann man den schwarzen Holunder gut von seinem Verwandten unterscheiden. Wenn man einen Ast abbricht, ist das Mark im Inneren des schwarzen Holunders hellweiß, das des Traubenholunders gelb-braun.

All diese Sicherheitshinweise sollten Sie aber nicht davon abhalten, die Beeren in der Küche oder als Heilmittel zu verwenden. Sie sollten lediglich Ihren Kindern einschärfen, keine rohen Beeren zu verspeisen.

8. Die Heckenrose (Rosa canina) – der Hagebuttenstrauch

„Die Rose ist das Vollkommenste, das die Erde in unserem Klima hervorgebracht hat."

Johann Wolfgang von Goethe

Bei der von uns als Heckenrose oder Hagebuttenstrauch bezeicheten Wildrosenart handelt es sich meistens um die Hundsrose (Rosa canina). Die schwach duftenden, hellrosafarbenen Blüten sowie die im Herbst weithin rot leuchtenden Hagebutten kennt jeder. In Mitteleuropa sollen etwa 40 wilde Rosenarten beheimatet sein, die alle für Heilzwecke in Frage kommen. Die Anzahl der Rosenzüchtungen geht aber in die Tausende und sie erstrahlen in der ganzen Farbpalette des Regenbogens.

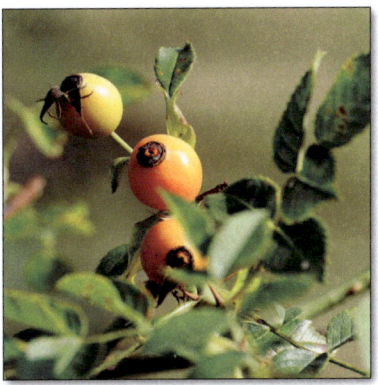

Die Hagebutte: von Orange bis Tiefrot

Funde in Steinzeitsiedlungen bekunden eine frühe Verwendung von Hagebutten als Nahrungsquelle. Zur Zeit der Kelten und Germanen waren in Mitteleuropa lediglich Heckenrosen bekannt und genutzt worden. Sie galten noch bis ins Mittelalter als wichtige Heilpflanzen. Leider sind aus dieser Zeit nur wenige Rezepte und Verwendungsmöglichkeiten überliefert. In den Schriften Hildegard von Bingens finden sich erste schriftliche Zeugnisse von Rosen als Heilmitteln, was vermuten lässt, dass die Rose in Klostergärten als Heilpflanze angebaut wurde. Wahrscheinlich brachten Kreuzritter die ersten Kulturrosen nach Europa. Später waren es vor allem die Römer, welche neben der Weinrebe auch die Edelrosen in unserer Gegend verbreiteten. Sie benutzten auch zwei verschiedene Wörter für die Edelrose und die hier heimischen Wildformen. Die ursprüngliche Heimat sowie die Kunst der Veredlung und Züchtung von Edelrosen liegen aber wahrscheinlich in Persien.

Die Königin der Blumen

„Die Ros` ist ohn Warum, sie blüht, weil sie blühet,
Sie acht nicht ihrer selbst, fragt nicht, ob man sie siehet."

Angelus Silesius

In Persien wurden bereits vor 4.000 Jahren aus einfachen Wildrosen Edelrosen gezüchtet, aus deren Blütenblättern man Rosenöl destillierte. Aus Ägypten, der Zeit von Ramses II (1224 v. Chr.) stammen Zeugnisse über die Verwendung von Rosen. Auch Konfuzius (551 v. Chr. – 479 v. Chr.) beschrieb schon kaiserliche Rosengärten in Peking. Aus dem antiken Griechenland, Rom und Ägypten sind viele Berichte über die Kultur von Edelrosen überliefert. Bereits 800 Jahre v. Chr. besang Homer den Duft der Rosen. Aber die griechische Dichterin Sappo war die erste, die, 600 Jahre vor unserer Zeitrechnung, die Rose als „die Königin der Blumen" kürte. Später, in der Zeit des Barock und des Rokoko, setzten sich die Edelrosen endgültig in Europa durch und hielten Einzug auch in Stadt- und Bauerngärten. Francois Crépin beschrieb 1869 schon 283 und Déséglise 1876 bereits 417 Arten. Auf Anordnung Karls des Großen wurden dann Rosenzüchtungen vielerorts in Gärten und Parks angepflanzt.

Die alten Römer und Griechen verwendeten große Mengen Rosenblüten zur Dekoration bei ihren Festen. Die Rose war ein Zeichen von Luxus und Wohlstand. Es wurde in Rosenöl gebadet, Rosenteppiche gestreut und man ließ Rosenblüten von den Decken rieseln. Kleopatra hat angeblich einen Festsaal kniehoch mit Rosenblättern füllen lassen. Wohlhabende Frauen streuten Rosenblätter ins Badewasser oder bedeckten mit ihnen das Gesicht, dies sollte die Schönheit und Jugend zu bewahren.

Mythologie

„Jeder, der einen Blick auf den Glanz Gottes werfen will, sollte eine Rose anschauen."

Ruzbihan Bagli

In den Mythen vieler Kulturen gilt die Rose als ein Geschenk der Götter. Vor allem die roten Rosen gelten seit Jahrtausenden als das Symbol der Liebe, Freude, Schönheit und Vollkommenheit. Da die Farbe Rot auch ein Zeichen für Blut ist und jede Rose Dornen trägt, wurden rote Rosen auch als Zeichen für Verletzung und Tod gebraucht.

Die meisten Menschen wissen um die Bedeutung roter Rosen als Geschenk. Als Ausdruck der Liebe, Zuneigung und Hoffnung wird die Botschaft überall auf Erden verstanden. Rosen spielen in unzähligen Märchen, Sagen, Gedichten, Romanen und Liedern eine große Rolle. Überall auf der Welt widmeten Dichter, Poeten, Künstler, Liedermacher und Erzähler ihre Werke der Rose.

Auch wenn es in vielen Kulturen als besondere Ehrerbietung gilt, Rosenblätter auf den Boden zu streuen, sich in Rosen zu betten oder darin zu baden, ist es in islamischen Ländern unvorstellbar, Rosenblätter zu zertreten, denn vor allem weiße Rosen gelten als heiliges Symbol. Wenn wir von Rosen als Symbol der Liebe und Verehrung sprechen, meinen wir auch ausnahmslos die roten Rosen, gelbe bedeuten dagegen Eifersucht. Weiße Rosen gelten seit dem Altertum auch als ein Zeichen der Verschwiegenheit. Alles, was unter dem Zeichen der Rose gesprochen wurde, sollte nicht nach außen dringen. Die Rosenkreuzer und Freimaurer wählten sie als Symbol. Im Zuge der Marienverehrung wurde die Rose auch ein wichtiges christliches Symbol. Sie wurde zur Marienblume, dem Symbol der Jungfrau Maria. Und noch heute wird in der katholischen Kirche der „Rosenkranz" gebetet.

<u>Die Rose als Heilpflanze</u>

„Sammele die Rosenblätter bei Tagesanbruch und lege sie über die Augen – sie machen dieselben klar."

Hildegard von Bingen

Bereits im 6. Jahrhundert vor unserer Zeitrechnung lobte der griechische Dichter Anakreon die Heilkraft des Rosenöls. Rosenblüten enthalten neben Gerbstoffen, Flavonoiden und Anthozyanen vor allem die begehrten Duftstoffe. Kaum ein Mensch, der sich nicht von dem Duft der Rosen verzaubern lässt. Rosenöl ist bis heute ein wertvolles Gut, denn für einen Liter reinen Rosenöls werden 3.000 kg Blüten benötigt.

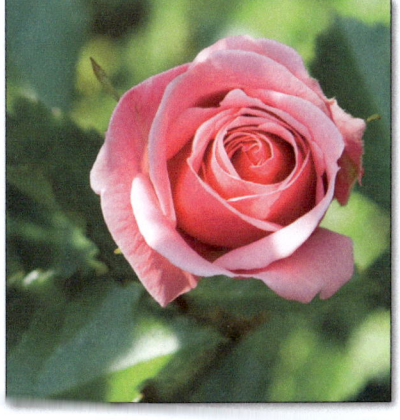

Im Mittelalter gewann die Rose medizinisch auch in unseren Breitengraden an Bedeutung. Hildegard von Bingen empfahl Rosenblütenblätter bei geschwollenen Augenlidern. Aufgelegte Rosenblüten sollen beruhigend und abschwellend wirken. Rosenwasser, Weine, in denen Rosenblüten gekocht wurden, pulverisierte Blütenblätter und Tinkturen wurden im 17. Jahrhundert gegen vielerlei Gebrechen verordnet, z. B bei Kopf-, Zahnschmerz, Augen-, Ohren- und Halsschmerz.

„... aber die Rose ist auch gut zu Tränken und zu Salben und zu allen Heilmitteln, wenn sie ihnen beigefügt wird, und sie sind umso besser; wenn ihnen etwas von den guten Kräften der Rose beigefügt wird, wenn auch wenig."

Hildegard von Bingen

Vieles von diesem alten Wissen ist leider in Vergessenheit geraten. Ich reihe die Rose jedoch in die Gruppe der Heilpflanzen ein, die es noch zu entdecken gibt. Vielleicht erreicht sie ja eine Renaissance wie vor ein paar Jahren der wiederentdeckte Bärlauch. Neuste Forschungen belegen vor allem eine beruhigende Wirkung bei Stress, Nervosität, nervösen Magenbeschwerden und Schlaflosigkeit. Schon im Märchen von Dornröschen bescherte eine dichte Rosenhecke einen langen Schlaf. Auch in der Realität wirkt ein schöner Rosenstrauß ausgleichend auf die Psyche und wird mit Sicherheit Freude verbreiten. Der englische Arzt Edward Bach sah in der wilden Rose ein Mittel für all jene, die ein Leben im Dornröschenschlaf führen. Die Bachblüte „Wild Rose" ist für Menschen geeignet, die aufgegeben und resigniert haben, die „gelebt werden" und sich nicht um eine positive Verbesserung der Lebensumstände kümmern.

„... und wer jähzornig ist, der nehme die Rose und wenig Salbei und zerreibe es zu Pulver. Und in jener Stunde, wenn der Zorn aufsteigt, halte es an seine Nase. Denn der Salbei tröstet, die Rose erfreut ..."

Hildegard von Bingen

Wenn Sie das eine oder andere Rosenrezept ausprobieren möchten, so nehmen Sie ruhig die Blütenblätter oder die Hagebutten der Wildrosen. Am besten geeignet sind immer die wohlriechenden Arten. Wenn Sie einen eigenen Garten besitzen, so pflanzen Sie Sorten, die Ihnen vom Geruch her zusagen. Selbstverständlich sollten sie nicht mit chemischen Präparaten vergiftet werden. Rosen aus dem Blumenladen sind für Heilzwecke unbrauchbar, da sie zu viele Schadstoffe enthalten.

Rosenblütenaufguss

Der französische Kräuterkundige Maurice Mségué empfiehlt einen leichten Aufguss von Rosenblüten bei Halsschmerz, Verschleimung der Nase und Bronchien, bei Entzündungen des Verdauungssystems, bei Durchfall und Ruhr. Nach der Einnahme von Antibiotika soll dieser Aufguss sogar helfen, die zerstörte Darmflora wieder aufzubauen.

Sammeln Sie die Blütenblätter bei Sonnenschein, wenn sie trocken sind. Gerade erblühte Exemplare sind besser als voll erblühte oder gar verwelkte. Entblättern Sie die Rosenköpfe und trocknen Sie diese schnell an einem warmen, schattigen Ort. Gut getrocknet in einem verschlossen Gefäß aufbewahren und innerhalb weniger Monate verwenden, da die Heilkraft schnell schwindet.

Eine kleine Handvoll getrockneter Blütenblätter mit einem Liter kochendem Wasser übergießen. Etwas abkühlen lassen, abseihen und die Blätter etwas ausdrücken. Eine halbe Stunde vor jeder Mahlzeit eine Tasse trinken.

Rosenblütenwein

Mein Favorit ist der Rosenblütenwein. Er ist gut für den Magen und hilft dem Verdauungssystem. Für die Zubereitung nehme ich am liebsten einen guten, lieblichen Rotwein, denn ein schlechter Wein ergibt keine gute Medizin. Und das Leben ist zu kostbar, um schlechten Wein zu trinken.

Eine Handvoll getrockneter Blütenblätter mit einem Dreiviertelliter gutem Rotwein übergießen. An einen warmen Ort stellen und immer wieder einmal umschütteln. Nach sieben Tagen abseihen und die Blätter etwas ausdrücken. Eine halbe Stunde vor jeder Mahlzeit ein Likörglas voll trinken.

Rosenwasser

In Apotheken sind heute hauptsächlich Produkte zu kosmetischen Zwecken erhältlich. Das Rosenwasser ist eins der wenigen noch erhältlichen

Heilmittel aus dem Reich der Rosen. Rosenwasser ist hilfreich bei kleineren Wunden, Quetschungen und Verstauchungen. Regelmäßig angewendet schenkt es uns eine reine Haut. Aber auch in der Küche sollte kein Rosenwasser fehlen, ein paar Tropfen davon veredeln jede Süßspeise. Im heutigen Iran werden noch viele Speisen (z. B. Marmelade, Kekse und Plätzchen) mit Rosenwasser veredelt. Sie sind eine Delikatesse.

Hagebutten und die Verwendung in der Küche

Die Früchte der Rosen werden als Hagebutten bezeichnet. Sie ist eine Sammelnussfrucht, das heißt: In jeder Hagebuttenfrucht befinden sich mehrere Nüsschen, 10 bis 30 Stück bei unseren heimischen Wildrosen und bis über 100 Stück bei verschiedenen Züchtungen. Die auffallenden Früchte werden gerne von Tieren, besonders von Vögeln, verspeist, wobei die Samen oft unbeschadet ausgeschieden werden. So tragen diese zur Weiterverbreitung der Wildformen bei. Wildwachsende Hagebuttensträucher bieten außerdem zahllosen Tieren (Schmetterlingen, Käfern, Vögeln, Mäusen usw.) Nahrung. Auch der Mensch sollte sich wieder an die wohlschmeckenden und heilkräftigen Rosen und Hagebutten erinnern.

Es ist recht einfach, bei einem Herbstspaziergang schnell genügend Hagebutten für die Zubereitung in der Küche zu sammeln. Das anschließende Zerteilen, Entkernen und Putzen erfordert hingegen etwas mehr Zeit und Muße. Wer aber erst einmal den ausgezeichneten Geschmack und den hohen gesundheitlichen Wert kennengelernt hat, wird jedes Jahr aufs Neue diese Mühe gerne auf sich nehmen.

Hagebutten sind mit Abstand die Vitamin-C-reichste Frucht unserer Heimat. 100 Gramm getrocknete Hagebuttenschalen liefern bis zu 1,8 Gramm reines Vitamin C. Daneben enthalten sie noch Vitamin A, B, E und K, sekundäre Pflanzenstoffe, Mineralstoffe sowie Fruchtsäuren und Spurenelemente. Das Vitamin C aus den Hagebutten wird übrigens vom Körper besser aufgenommen als die synthetisch hergestellte Askorbinsäure. Auch wird das Vitamin C durch schonendes Erhitzen nur geringfügig vermindert.

Verwendung und Heilwirkung von Hagebutten

Alle Rosen, auch die Züchtungen, sind ungiftig. Die Blüten und auch die daraus entstehenden Hagebutten können verwendet werden. Natürlich dürfen sie nicht mit Gift gespritzt werden. Hagebutten von Zuchtrosen haben den Vorteil, dass sie größer sind als die Wildformen. Die unterschiedlichen Färbungen, von rot über braun bis hin zu schwarz, spielen keine große Rolle.

Heilwirkungen

Erkältungskrankheiten, Darmerkrankungen, Gallenleiden, Rheuma und Gicht; Stoffwechsel anregend, steigert die körpereigenen Abwehrkräfte, harntreibend.

Basisrezept für Hagebuttenmark

Die Früchte vor dem ersten Frost ernten, wenn sie noch fest sind. Die gesammelten Hagebutten waschen und die Blütenreste abschneiden. In der Mitte durchschneiden und mit einen kleinen Teelöffel die Kerne entfernen. Die Hagebuttenhälften in einem Sieb waschen, um sie von den feinen Härchen zu befreien. Die Kerne nicht wegwerfen, sie ergeben einen guten Tee (Kernlestee). Deshalb auch die Kerne waschen, um sie von den Härchen (Juckpulver) zu befreien.

Die entkernten Hagebutten in einem Topf, mit Wasser bedeckt, über Nacht stehen lassen. Das Ganze am nächsten Tag 20 Minuten köcheln lassen und nach dem Erkalten durch ein feines Sieb streichen. Das Hagebuttenmark kann sofort weiterverarbeitet werden oder portionsweise eingefroren werden. Zur Vorbeugung von Erkältungskrankheiten täglich einen Esslöffel Hagebuttenmus essen.

Vitaminschonendes Rezept

Hagebuttenschalen in einem Steinguttopf etwas festdrücken, mit abgekochtem, aber abgekühltem Wasser übergießen, bis die Früchte bedeckt sind. Nach zwei Tagen sind die Früchte weich und können durch ein feinmaschiges Sieb gestrichen werden. Die gleiche Menge Zucker hinzufügen, leicht erwärmen (nicht kochen) und umrühren, bis sich der Zucker aufgelöst hat. Im Kühlschrank aufbewahren oder in kleinen Portionen einfrieren.

Hagebuttenlikör

Von allen bisher ausprobierten Rezepten ist dies das beste. Die empfohlene Reifezeit von drei bis vier Monaten ist jedoch eine Geduldsprobe.

200 Gramm entkernte Hagebuttenschalen in eine weithalsige Literflasche füllen. 100 Gramm weißen Kandiszucker und eine angeritzte Vanilleschote zufügen. Die Flasche bis 1 cm unter den Rand mit Doppelkorn auffüllen. Während der Reifezeit öfter mal umschütteln. Gelegentliches Probieren ist ausdrücklich erlaubt.

Kernlestee

Ein TL getrocknete Kerne pro Tasse Wasser, 20 Minuten leicht köcheln, etwas abkühlen lassen, abseihen und genießen. Der Geschmack erinnert an Vanille mit Hagebuttentee. Er wirkt harntreibend und ist deshalb ein gutes Mittel bei Ödemen, Rheuma oder Gicht.

Hagebuttentee

Zwei TL getrocknete Hagebuttenschalen mit einem Viertelliter Wasser zum Kochen bringen. Etwas abkühlen lassen, abseihen und genießen. Ein vitaminreiches Getränk, nicht nur für den Winter.

Grüne Smoothies

Das Beste zum Schluss. Erst vor ein paar Jahren wurde ich auf „Grüne Smoothies" aufmerksam. Da ich ein sehr experimentierfreudiger Mensch bin, habe ich sofort damit begonnen, fast täglich Grünes in Form von frisch zubereiteten Getränken zu genießen. Ich bin bis heute davon begeistert.

Als „Erfinderin" der grünen Power-Nahrung wird Victoria Boutenko genannt. Da das mittels Mixer hergestellte Getränk in seiner Konsistenz ganz weich (engl. smooth) ist, passt das Wort Smoothie ganz gut. Während reine Frucht-Smoothies schon seit längerem in jedem Supermarkt erhältlich sind, werden die grünen Varianten bisher nur in Eigenregie hergestellt. Die einzige Voraussetzung: ein Mixer und jede Menge „Grünes".

Warum „Grünzeug" essen oder trinken?

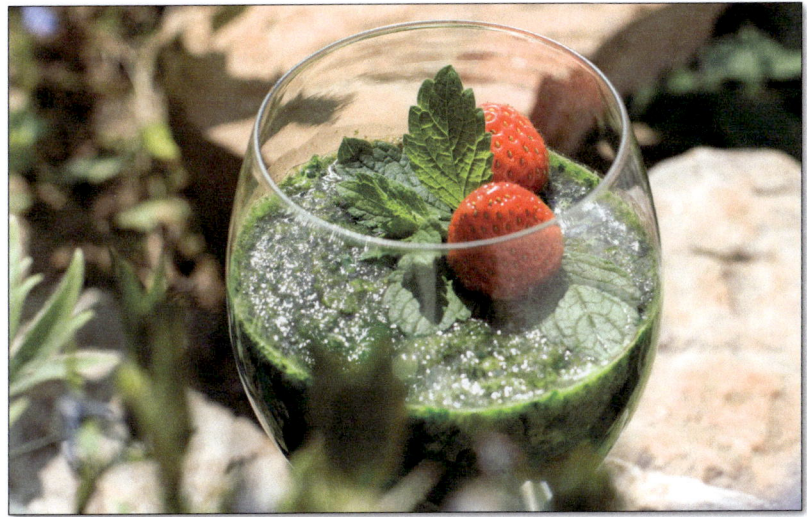

Schon immer wurde von Ernährungsspezialisten propagiert, möglichst täglich Grünes zu verzehren. Doch kam ich mit diesem Ratschlag schnell an meine Grenzen, denn irgendwann wurde mir der tägliche Salatberg zu langweilig und in der kälteren Jahreszeit hatte ich wenig Lust auf kalte Salate.

Interessant sind Beobachtungen der Ernährungsweise von Schimpansen und Gorillas in der freien Wildbahn. Der Speisezettel besteht selten aus Bananen, sondern überwiegend aus grünen Blättern. Wenn man nun bedenkt, dass der Mensch zu 99 Prozent die gleichen Gene besitzt wie ein Schimpanse, so haben wir im Laufe der Evolution das Essen von Grünzeug sträflich vernachlässigt.

Außerdem ist der Mensch das einzige Lebewesen auf Erden, das seine Nahrung kocht. Durch den Kochvorgang werden aber wertvolle Nahrungsbestandteile vermindert oder zerstört, weshalb der tägliche Genuss von grüner Rohkost sehr zu empfehlen ist. Leider sind unsere Verdauungsorgane mit der Schimpansen-Blätterrohkost überfordert, so dass grüne Smoothies die optimale Ernährung darstellen.

Chlorophyll, das grüne Wunder

Der Stoff, der unsere Smoothies so schön grün färbt, heißt Chlorophyll. Es ist auch einer der wichtigsten Inhaltsstoffe, welcher das Getränk so gesund macht. Chlorophyll hat viele positive Funktionen für den menschlichen Körper. Es versorgt uns mit ausreichend Sauerstoff, Sonnenlicht und Qi, der Grundlage allen Lebens. Jedes Lebewesen braucht diesen Baustoff für sein Leben. Auch Fleischfresser nehmen Chlorophyll auf, entweder indem sie direkt Grünkost verzehren oder indirekt, wenn sie die Pflanzenkost in den Mägen und Verdauungsorganen von Pflanzenfressern mitaufessen.

Die Erforschung des Chlorophylls

1915 erhielt der Biochemiker Richard Martin Willstätter den Nobelpreis für die aus seiner Arbeit gewonnenen Erkenntnisse, dass Chlorophyll in der Lage ist, mit Hilfe des darin gespeicherten Sonnenlichtes aus toter Materie Leben zu erzeugen. Mit anderen Worten: Mit Hilfe der Photosynthese stellt Chlorophyll aus Sonnenlicht, Kohlendioxid und Wasser neue Materie in Form von Kohlehydraten (Zucker) her. Ohne Chlorophyll und die Photosynthese wäre kein Leben auf dieser Erde möglich.

In den 1930er Jahren entdeckte ein weiterer Nobelpreisträger, der Arzt Dr. Hans Fischer, dass die chemische Zusammensetzung von Chlorophyll und dem Blutfarbstoff Hämoglobin fast identisch ist. Sie unterscheiden sich nur in einem einzigen Atom. Im Blut (Hämoglobin) ist es Eisen, im Chlorophyll der Pflanzen ist es Magnesium.

Prof. Dr. Fritz Albert Popp hat seit den 70er Jahren in zahlreichen Experimenten bewiesen, dass alle Zellen, ob von Mensch, Tier oder Pflanzen, Licht enthalten. Dieses Licht konnte er mittels Hochfrequenzfotografie sichtbar machen. Die Quelle dieses „Lebenslichtes" ist die Sonne und Chlorophyll ist der Stoff, welcher das Sonnenlicht speichert. Mit dem Verzehr von Grünkost (vor allem von grünen Smoothies) nehmen wir lebendige Sonnen-Lichtnahrung auf.

Aus den Studien von Dr. Popp geht hervor, dass pro Sekunde etwa zehn Millionen Zellen in unserem Körper absterben, und diese müssen ständig ersetzt werden. Unsere Körper (und die aller Lebewesen) erneuern sich ständig. Nur so ist Heilung möglich, denn ohne diese Erneuerungsprozesse würde jede noch so kleine Verletzung oder eine Krankheit unreparabel bleiben, bis zum Tod.

Nach sieben Jahren sind Sie ein völlig neuer Mensch. Nach dieser Zeit ist auch die letzte Körperzelle durch eine neue ersetzt worden. Ob Ihr rundum erneuerter Körper nun gesünder oder kranker ist, hängt vor allem von der Qualität der Lebensmittel ab, die Sie konsumiert haben. Verzehrten Sie überwiegend lichtschwache, energielose Nahrung (Fastfood), fehlt Ihrem Organismus die Grundvoraussetzung, einen gesunden Körper zu erschaffen. Es ist dann nur natürlich, dass die Krankheitsanfälligkeit zunimmt. Dies liegt dann nicht am Alter, den Genen oder am Schicksal, es ist die Folge Ihres Handelns gegen die Gesetze der Natur. In Ihrem eigenen Interesse sollten Sie sich für eine vollwertige, vitalstoff- und chlorophyllreiche Ernährungsweise entscheiden. Der regelmäßige Genuss von grünen Smoothies ist hierzu ein großer Schritt.

Sauer ist nicht lustig

Saurer Regen lässt noch immer unsere Wälder absterben. Auch wenn dieses Thema für die Medien nicht mehr von großem Interesse ist, hat sich am Zustand der Wälder wenig verbessert. Und der Mensch, als Teil der Natur, leidet unter den gleichen Symptomen: Wir sind sauer. Vor allem der hohe Anteil an tierischer Kost und der Alltagsstress lassen uns sauer werden.

Nur Basen können Säuren neutralisieren, weshalb wir unsere Ernährung auf überwiegend basenbildende Lebensmittel umstellen sollten. Ansonsten versucht unser Organismus das Gleichgewicht herzustellen, indem er dem Körper (z. B. Knochen und Zähnen) die fehlenden Minerale entzieht. Diese Entmineralisierung des Körpers hat verheerende Folgen und ist eine der Ursachen vieler Krankheitssymptome wie Zahnkaries, Osteoporose, Bandscheibenschäden, Durchblutungsstörungen und so weiter. Auch alle Ablagerungskrankheiten wie Rheuma, Gicht, Arthritis, Steinablagerungen, Muskelverhärtungen sind letztendlich eine Folge der Übersäuerung. Zudem wird das Bindegewebe überlastet, da es als „Mülldeponie" dient. Deshalb können die weit verbreiteten Verspannungen effektiv durch basische Kost gemindert werden.

Um es kurz zu machen: Ein ausgeglichener Säure-Basen-Haushalt ist für alle Menschen die Basis für ein gesundes, langes Leben und die genialste Lösung ist das tägliche Trinken von grünen Smoothies.

Folsäure

Folsäure ist ein wasserlösliches Vitamin der B-Gruppe (Vitamin B9 oder Folat). Es ist ein essentielles Vitamin und muss über die Nahrung aufgenommen werden, da der Körper es nicht selber herstellen kann.

Der Name Folsäure ist von dem lateinischen Begriff „folium" (Blatt) abgeleitet. Es wurde in den 1940er Jahren entdeckt und erstmals aus grünen Spinatblättern isoliert. Die besten Folsäurelieferanten sind also wieder einmal grüne Blätter, aber auch Vollkornprodukte, Sojabohnen und Eier.

Ein Folsäuremangel wegen schlechter Ernährungsweise (zu wenig Grünzeug) ist weit verbreitet. Da das Vitamin wärmeempfindlich ist, sind grüne Smoothies der beste Weg, täglich genügend Folsäure und andere Vitamine und Spurenelemente aufzunehmen.

Warum braucht der Mensch Folsäure?

Folsäure wird für die Blutbildung, die Neubildung von Zellen, roten Blutkörperchen und zahlreiche Stoffwechselvorgänge benötigt. Folsäure kann nur über eine begrenzte Zeit, vor allem in der Leber, gespeichert werden. Sind die Speicher leer, kann eine Form der Blutarmut (hyperchromenmakrozytären Anämie) entstehen. Fast zwei Drittel der Deutschen sollen zu wenig Folsäure aufnehmen, weshalb besonders ältere Menschen von dieser Form der Anämie betroffen sind. Besonders während der Schwangerschaft kann ein Folsäuremangel beim Kind zu neurologischen Störungen und Missbildungen führen. Durch den regelmäßigen Verzehr grüner Smoothies können auch ältere Menschen ihren Bedarf an Folsäure decken.

Die Vorteile der grünen Smoothies

- Der Mixer zerkleinert die Nahrung wesentlich besser, als dies durch das Kauen möglich ist. So werden die wertvollen Inhaltsstoffe besser vom Darm resorbiert. Dennoch sollte ein Smoothie ganz langsam, in kleinen Schlucken, genossen und gekaut werden.

- Grüne Smoothies sind sehr bekömmlich, gesund und nie langweilig, denn sie lassen sich täglich in neuen Kombinationen herstellen.

- Sie müssen Ihre bisherige Ernährungsweise nicht umstellen, sondern immer öfter durch Smoothies bereichern.

- Das „grüne Wunder" ist leicht zuzubereiten, enthält alle lebensnotwendigen Vitamine, Mineralstoffe, Spurenelemente, es sättigt und enthält nur wenig Kalorien, wenn es ungesüßt genossen wird.

- Während unsere „normale Nahrung" arm an Vitalstoffen und Lebensenergie (Qi) ist, strotzt der grüne Smoothie nur so vor Energie und Mikronährstoffen.

- In zahlreichen Studien wurde bewiesen, dass der Anteil an grünen Pflanzen in unserer täglichen Zivilisationskost zu gering ist. Mit dem Verzehr von grünen Smoothies kann diese Vitalstofflücke sehr gut gefüllt werden. Mit keiner anderen Maßnahme kann jeder einzelne Mensch auf Erden so viel Gutes für seine Gesundheit tun.

- Auch Kinder, ältere Menschen oder Obst- und Gemüsemuffel, welche zu wenig Gemüse oder Salat verzehren, trinken sehr gerne den Power-Drink.

- Seit langem ist bekannt, dass durch die Erwärmung von Nahrungsmitteln über 42 ° C wertvolle Pflanzenbestandteile verändert oder zerstört werden. Besonders hoch ist diese Denaturierung bei lange gekochten, gebratenen oder frittierten Speisen. Als Ernährungsberater empfehle ich deshalb immer auch einen täglichen Rohkostanteil. Nur klagen immer wieder Klienten über Bauchschmerzen oder Blähungen nach dem Verzehr von Rohkost. Die geniale Lösung ist auch hier der grüne Smoothie. Durch den Mixvorgang wird die Rohkost „vorverdaut", so dass die wertvollen Inhaltsstoffe vom Darm leicht resorbiert werden können.

Was ist zu beachten?

- Zusammensetzung: Mindestens 50 Prozent grüne Pflanzen, reines Wasser und Früchte. Das Getränk sollte nicht allzu süß schmecken. Deshalb niemals mit Zucker nachsüßen. Wenn Sie es süßer mögen, dann mit Honig oder Stevia süßen.

- Regional: Das, was vor unserer Haustür gedeiht, trägt auch zu unserem Gedeihen bei. Verwenden Sie vorwiegend Grünes (Salat, Wildkräuter usw.) aus Ihrer Region. Der Fruchtanteil sollte auch aus heimischen Obstsorten bestehen. Ich bevorzuge täglich einen Apfel samt Schale und Kerngehäuse (in den Kernen befinden sich wertvolle B-Vitamine)

- Jahreszeitgerecht: Am besten eignen sich die Obst-, Gemüse- und Salatsorten der Saison. Im Winter haben Erdbeeren nichts im Smoothie zu suchen. In kleinen Mengen im Sommer schon, nur sieht die Farbe dann nicht mehr so schön grün aus.

- Beste Qualität aus Bio-Anbau: Alle Zutaten sollten möglichst aus biologischem Anbau oder aus der eigenen Wildsammlung stammen.

- Wilde Kräuter: In zahlreichen Studien wurde bewiesen, dass Wildkräuter wesentlich mehr Vitalstoffe enthalten als konventionelle Gemüse und Salate. Fügen Sie deshalb nach Möglichkeit auch Wildkräuter hinzu. Natürlich nur das, was Sie mit Sicherheit kennen. Lernen Sie auf geführten Wildkräuterwanderungen die Schätze der Natur kennen.

- Bitterstoffe: Da Wildkräuter oftmals einen hohen Bitterstoffanteil enthalten, der übrigens sehr gesund ist, empfehle ich am Anfang immer nur kleine Mengen wilde Kräuter beizufügen. Eine Steigerung ist immer möglich. Mit etwas Routine können Sie den gesundheitlichen Effekt mit ganz individuell ausgesuchten Heilkräutern steigern.

- Zu schade für den Müll: Das, was wir in die Biomülltonne werfen, die Blätter der Roten Bete, Mohrrübe, Pastinake enthalten meist mehr Mineral- und Vitalstoffe als die Knolle selbst. In den äußeren, dunkelgrünen Salatblättern, die oft in der Biotonne landen, ist wesentlich mehr Chlorophyll als in den Salatherzen. Sie sind die ideale Zutat für einen grünen Power-Trank.

- Gut kauen: Auch wenn der Mixer die Nahrung optimal zerkleinert hat, sollten Sie Ihren Smoothie in Muße, ganz langsam und in kleinen Schlucken genießen und kauen.

- Für die schlanke Linie: Die beste Zeit, um einen grünen Smoothie zu verzehren, ist eine halbe Stunde vor der warmen Mahlzeit. Der Darm kann die Rohkost so besser aufnehmen. Ein positiver Nebeneffekt ist dabei, dass Sie bei der anschließenden Hauptmahlzeit fast satt sind.

Was eignet sich für einen Smoothie?

Apfelbaumblätter, Ahornblätter, Beinwell, Birkenblätter, Birnenbaumblätter, Borretsch, Brennnessel, Brombeerblätter, Brunnenkresse, Buchweizengrün, Chicorée, Chinakohl, Eichblattsalat, Endiviensalat, Erdbeerblätter, Estragon, Feldsalat, Fenchelgrün, Franzosenkraut, Frauenmantel, Gänseblümchen, Gänsefingerkraut, Gänsefuß, Giersch, Guter Heinrich, Himbeerblätter, Kapuzinerkresse, Klee, Knoblauchsrauke, Kopfsalat, Kresse, Liebstöckel, Lindenblätter, Löwenzahn, Mädesüß, Malve, Mangold, Möhrengrün, Pastinakenblätter, Petersilie, Pfefferminze, Pimpinelle, Postelein, Radicchio, Rote-Bete-Blätter, Salbei, Sauerampfer, Schafgarbe, Schlangenknöterich, Sellerieblätter, Spinat, Taubnessel, Vogelmiere, Wegerich, Weizengras, Wilde Malve.

„Es gibt kein Unkraut.
Es gibt nur Pflanzen, die an einem
für den Menschen ungünstigen Platz wachsen.
Ein Roggen im Weizenfeld ist ja auch kein Unkraut."

(Quelle unbekannt)

Diese Liste ist nicht vollständig. Im Prinzip eignet sich jede ungiftige, grüne Pflanze für die Zubereitung eines grünen Smoothies. Je dunkler das Grün, desto besser (höherer Chloropyllgehalt). Vorsicht ist jedoch geboten bei stark aromatischen Kräutern und Gewürzen. So kann zum Beispiel eine Handvoll Thymian das ganze Getränk ungenießbar machen.

Weitere Zutaten

Gemüse der Saison. Im Sommer: Gurke, grüner Paprika, Zucchini.

Früchte zum moderaten Süßen: Apfel, Birne, Brombeere, Erdbeere, Himbeere, Johannisbeere, Kirsche, Mirabelle, Nektarine, Pfirsich, Pflaume, Stachelbeere, Weintraube.

Exoten: Ananas, Banane, Grapefruit, Kaki, Mango, Orange, Papaya. Da Exoten nicht in unseren Klimabereichen gedeihen, brauchen wir diese auch nicht für unser Gedeihen. Allerdings bieten sie auch eine gewisse Abwechslung. Wenn diese nur selten und in kleinen Mengen genossen werden, halte ich es für vertretbar.

Mango, Papaya und Ananas enthalten wertvolle Minerale und Enzyme. Eine halbe reife Avocado oder eine Banane macht das Getränk schön smooth, daneben enthält die Avocado noch wichtige Fette.

Smoothies auch im Winter

Die beste Zeit, mit dem Trinken von grünen Getränken zu beginnen, ist das Frühjahr. So haben Sie die lange Zeit bis zum nächsten Winter Gelegenheit zu experimentieren und eigene Erfahrungen zu sammeln. Kommt dann irgendwann einmal die kalte Jahreszeit, dann sind Sie Grünzeugprofi.

Der Mensch sehnt sich im Frühling nach dem ersten Grün der Natur und oftmals werden die ersten grünen Salate mit Heißhunger verzehrt. Ich lasse mir schon sehr früh im Jahr die ersten Postelein- und Löwenzahnsalate schmecken. Frische, schmackhafte Vogelmiere und Gänseblümchenblätter sind in milden Wintern sogar im Januar und Februar zu finden. Nach der chinesischen „Fünf-Elemente-Ernährung" gibt es nichts Besseres, als jede Menge grüne Kost im Frühjahr zu verzehren. Wer sich erst einmal an den täglichen Genuss eines grünen Smoothies gewöhnt hat, möchte ihn auch in den Wintermonaten nicht missen. Inzwischen haben Sie viele Erfahrungen gesammelt, um auch in der dunklen Jahreszeit genügend Grünzeug zu finden. Die Auswahl ist allerdings etwas geschrumpft.

Mögliche Zutaten

Algen (Afa, Clorella, oder Spirulina), Chicorée (nur die grünen Spitzen verwenden, die gebleichten Teile als Salat benutzen), Douglasiennadeln, Endiviensalat, Feldsalat (der beste Salat im Winter), Fichtennadeln, Gänseblümchen, Gerstengras, Kiefernadeln, Matcha-Grüntee-Pulver, Kopfsalat, Salbei, Sprossen (selber auf der Fensterbank kultivieren), Tannennadeln, Vogelmiere, Weizengras.

- Das Grün von Nadelbäumen schmeckt am besten im zeitigen Frühjahr, wenn sich neues Grün zeigt. Wenn Sie einen guten Mixer besitzen, kann dieser auch die störrischsten Nadeln smooth bekommen.
- Vorsicht: Keine Thuja oder Eibe verwenden, sie sind giftig!
- Algen, Gersten- und Weizengras sind in Tablettenform in Bioläden und Reformhäusern erhältlich.
- Matcha-Grüntee besteht aus gemahlenen grünen Teeblättern und ist in guten Teegeschäften käuflich. Dieser Teespezialität wird hervorragende gesundheitliche Wirkung zugeschrieben, die allerdings auch ihren Preis hat.
- Da Exoten eine kühlende Wirkung haben, sollten Sie diese, vor allem in der kühlen Jahreszeit, mit energetisch erwärmenden Gewürzen kombinieren. Probieren Sie deshalb auch Ihren Smoothie einmal mit Zimt oder mit Ingwer.
- Kälteempfindliche Menschen sollten im Winter leicht erwärmtes Wasser für ihren Smoothie verwenden. Wer zu diesem Personenkreis gehört, hat sowieso eine Abneigung gegen kalte Salate oder eiskalte Getränke.
- Zum Süßen eignet sich auch eingeweichtes Trockenobst: Feigen, Rosinen, Datteln, Aprikosen, Pflaumen, wenn möglich in Rohkostqualität.

Einfaches Rezept für Einsteiger

¼ l Wasser, ¼ reife Avocado (ohne Stein), 1 Apfel, 1 Banane, 2 Handvoll grüne Salatblätter, eventuell noch ein paar Blätter Wildkräuter.

Wer es süßer mag: eine Messerspitze Stevia-Pulver oder eine geringe Menge Trockenobst hinzugeben.

Der richtige Mixer

Zu Beginn genügt ein einfacher Haushaltsstandmixer für 40 bis 80 Euro. Je höher die Umdrehungszahl, desto besser. Mit einem gewöhnlichen Rührstab werden Sie jedoch keine so guten Ergebnisse erzielen. Irgendwann wird es Ihnen dann sicherlich so gehen wie mir, Sie möchten den Mercedes oder den Porsche unter den Mixern. Das Problem ist einzig der Preis. In der unteren Klasse bis zu 80 Euro werden viele Modelle angeboten, dann kommt lange Zeit nichts. Eine Marke wird mit ca. 270 Euro angeboten und wiederum kommt lange Zeit nichts, bis die nächste Preisklasse (Vitamix, Revoblend) zwischen 415 und 600 Euro auf dem Markt gehandelt wird. Das sind aber dann sehr robuste und langlebige Profiküchengeräte mit einer siebenjährigen Garantiezeit. Diese Hochleistungsmixer zerkleinern mit ihren 30.000 Umdrehungen pro Minute selbst Avocadokerne zu einem Mus. Wenn Sie die 600 Euro Investition durch mindestens sieben Jahre teilen, sind dies 85 Euro im Jahr, geteilt durch 365 Tage, ergeben 23 Cent pro Tag. Also eine gute Investition in die eigene Gesundheit.

Bitte beachten Sie jedoch, dass die Zutaten mit dem Hochleistungsmixer nur maximal eine Minute gemixt werden sollen, um eine unnötige Erwärmung zu vermeiden.

Literaturhinweise

» Gerhard Müller, Natürlich glücklich und gesund, BoD
» Elisabeth & Karl Hollerbach, Kraut & Unkraut zum
  Kochen & Heilen, Irisiana
» Manfred Bocksch, Das praktische Buch der Heilpflanzen, BLV
» Susanne Fischer-Rizzi, Medizin der Erde, Irisiana
» Maria Treben, Gesundheit aus der Apotheke Gottes, Ennesthaler
» Ursel Bühring, Aus Freya´s Zaubergarten, Edition Achillea
» Seifersheimer Kräuterhexen, Unser zweites Wildkräuterbuch,
  Leinpfad Verlag
» Brunhilde Bross-Burkhardt, Wildkräuter und Wildgemüse, Umschau
» Wolf-Dieter Storl, Heilkräuter und Zauberpflanzen zwischen
  Haustür und Garten
» Omas Lexikon der Kräuter und Heilpflanzen, Weltbild
» Beate Slipher, Natur satt! Kosmos
» Eva Aschenbrenner, Der Wildkräutergang, SMV
» M. Pahlow, Heilpflanzen, GU
» Marianne Beuchert, Symbolik der Pflanzen, Insel Verlag

GERHARD MÜLLER
QIGONG-LEHRER, ERNÄHRUNGSBERATER,
WILDKRÄUTERWANDERUNGEN

E-MAIL: info@qi-gong-schule.de, HOME: www.qi-gong-schule.de
BERLINER STR. 17, D-55566 BAD SOBERNHEIM, +49 (0) 6751-4926

Buchtipps, DVD und CD

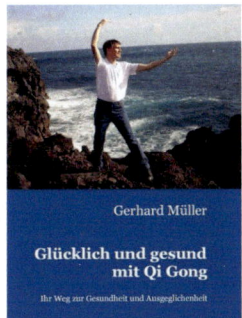

Glücklich und Gesund mit Qigong
176 Seiten, 19 Euro
ISBN: 978-3-8370-2040-3

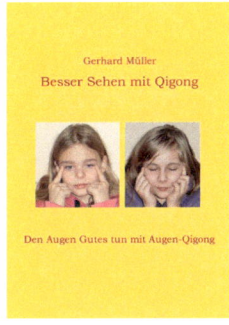

Augen-Qigong
84 Seiten, 9 Euro
ISBN: 978-3-73573-840-0

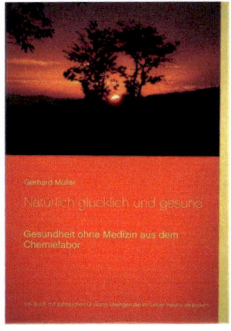

Natürlich glücklich und gesund
Gesundheit ohne Medikamente
aus dem Chemielabor
216 Seiten, 19 Euro
ISBN: 978-3-8370-3996-2

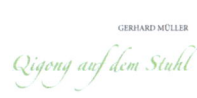
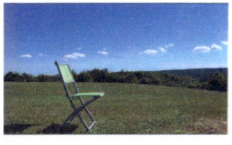

Qigong auf dem Stuhl
84 Seiten, 9 Euro
ISBN: 978-3-7386-4820-1

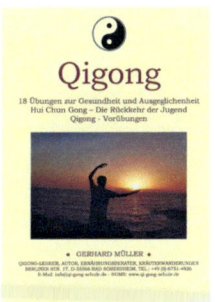

DVD – 18 Übungen zur Gesundheit und
Ausgeglichenheit & Hui Chun Gong
Laufzeit 36:15 Minuten, 22 Euro

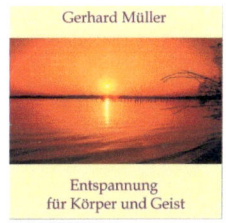

CD, Entspannung
für Körper und Geist
Laufzeit: 42:23 Minuten, 12 Euro

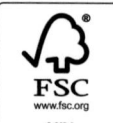

FSC
www.fsc.org

MIX

Papier aus ver-
antwortungsvollen
Quellen
Paper from
responsible sources

FSC® C105338